白领养生手账

吴大真　著　曹文斌　绘

黑龙江科学技术出版社

图书在版编目(CIP)数据

白领养生手账 / 吴大真著；曹文斌绘 . --哈尔滨：黑龙江科学技术出版社，2019.1

ISBN 978-7-5388-9900-9

Ⅰ.①白… Ⅱ.①吴… ②曹… Ⅲ.①养生(中医)—基本知识 Ⅳ.①R212

中国版本图书馆 CIP 数据核字(2018)第 268986 号

白领养生手账

BAILING YANGSHENG SHOUZHANG

作　　者　吴大真　著　曹文斌　绘
项目总监　薛方闻
项目策划　孙　勃
责任编辑　孙　勃　回　博
装帧设计　新华环宇
出　　版　黑龙江科学技术出版社
　　　　　地址：哈尔滨市南岗区公安街 70-2 号　邮编：150001
　　　　　电话：(0451)53642106　传真：(0451)53642143
　　　　　网址：www.lkcbs.cn
发　　行　全国新华书店
印　　刷　北京博海升彩色印刷有限公司
开　　本　169 mm×239 mm　1/16
印　　张　17.5
字　　数　22 千字
版　　次　2019 年 1 月第 1 版
印　　次　2019 年 1 月第 1 次印刷
书　　号　ISBN 978-7-5388-9900-9
定　　价　49.80 元

三月

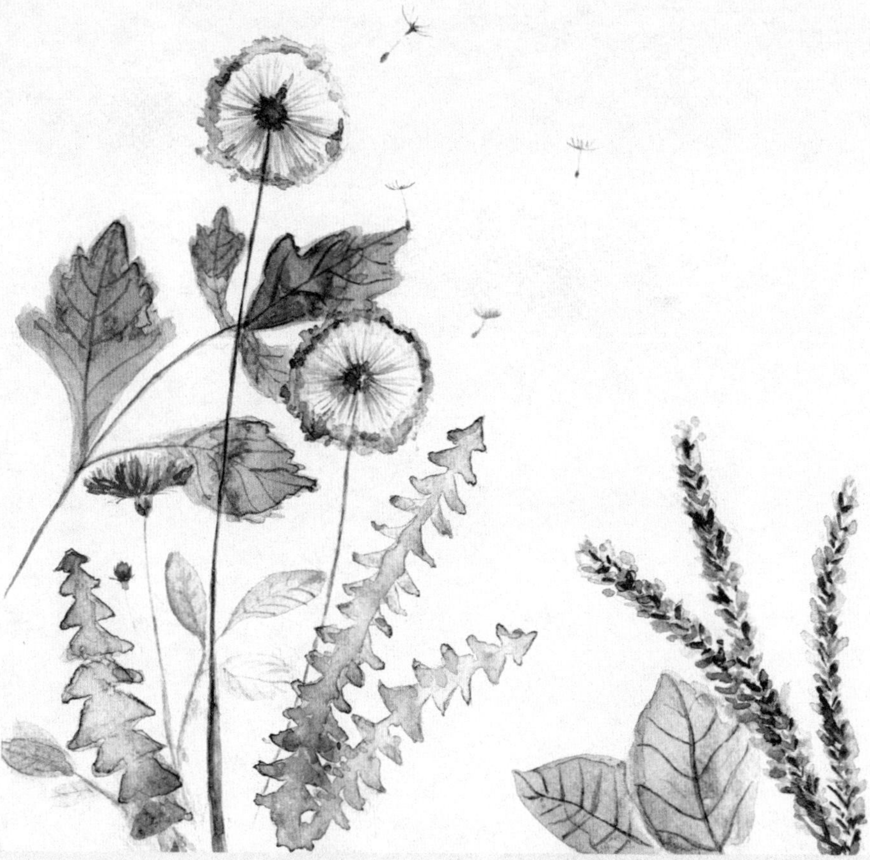

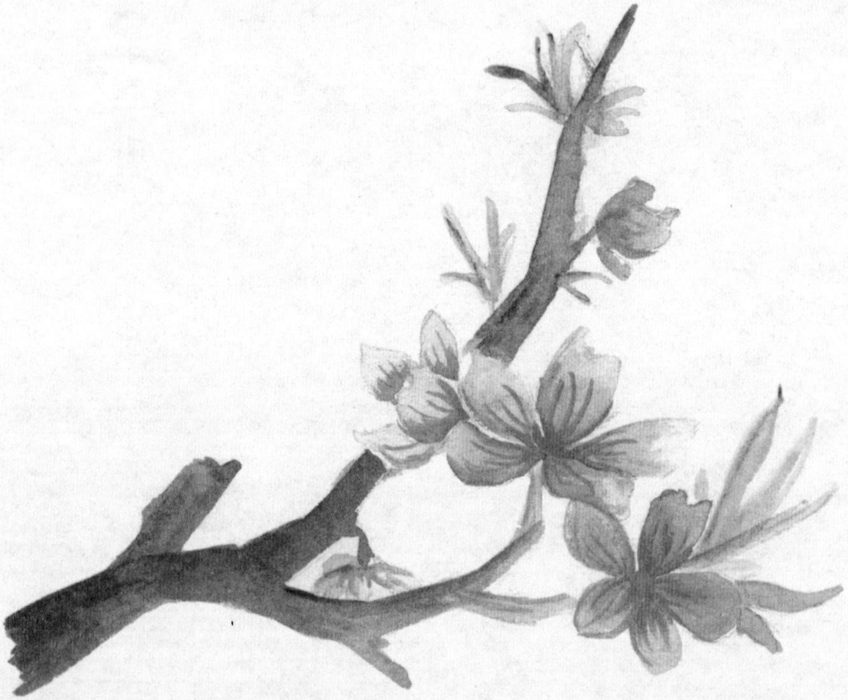

• 桃花膏：将桃花去杂质阴干，捣为细末并用蜂蜜调成膏状。每晚涂于面部，次日洗净，连用5天见效。此法可美容养颜，辅助治疗黄褐斑。

一	二	三

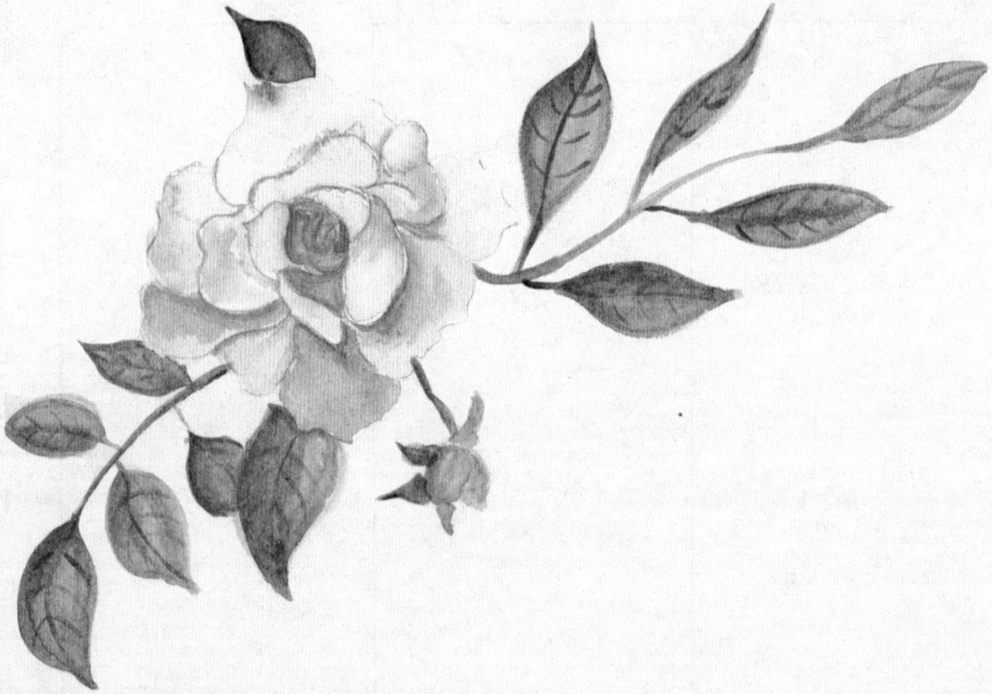

•玫瑰花水：将玫瑰花瓣浸入醋中，静置一周，取滤液，兑入适量清水可成美容液，早晚洗面擦颈。此法可美容洁肤，辅助治疗粉刺、面疮。

四	五	六

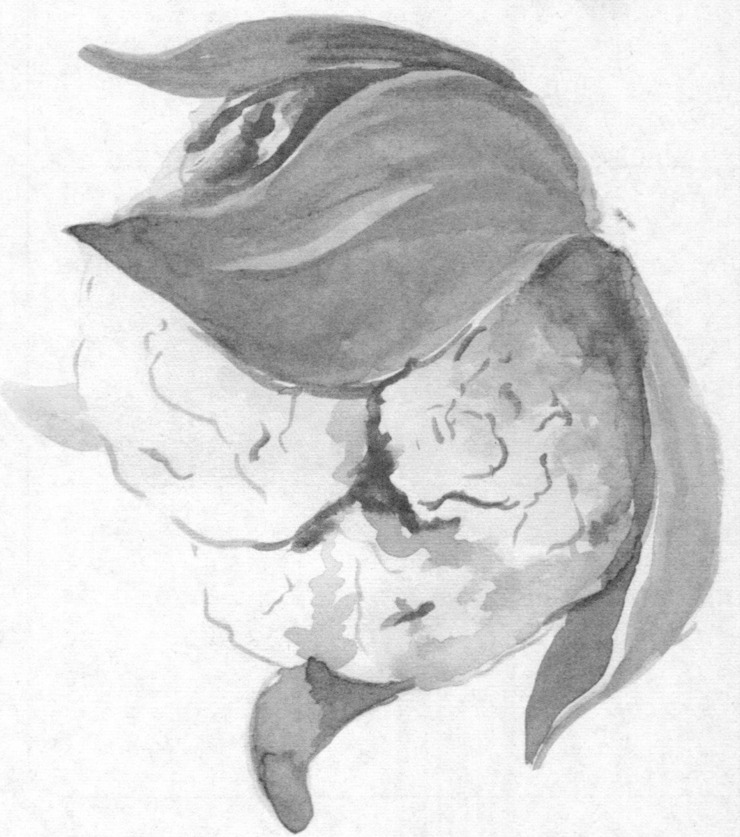

· 菜花粥：取鲜菜花 50 克（干品 10 克）、粳米 60 克、适量红糖、500 毫升水，以文火熬制成粥，加入熟菜油。早晚服用，可活血润肠。

七	八	九

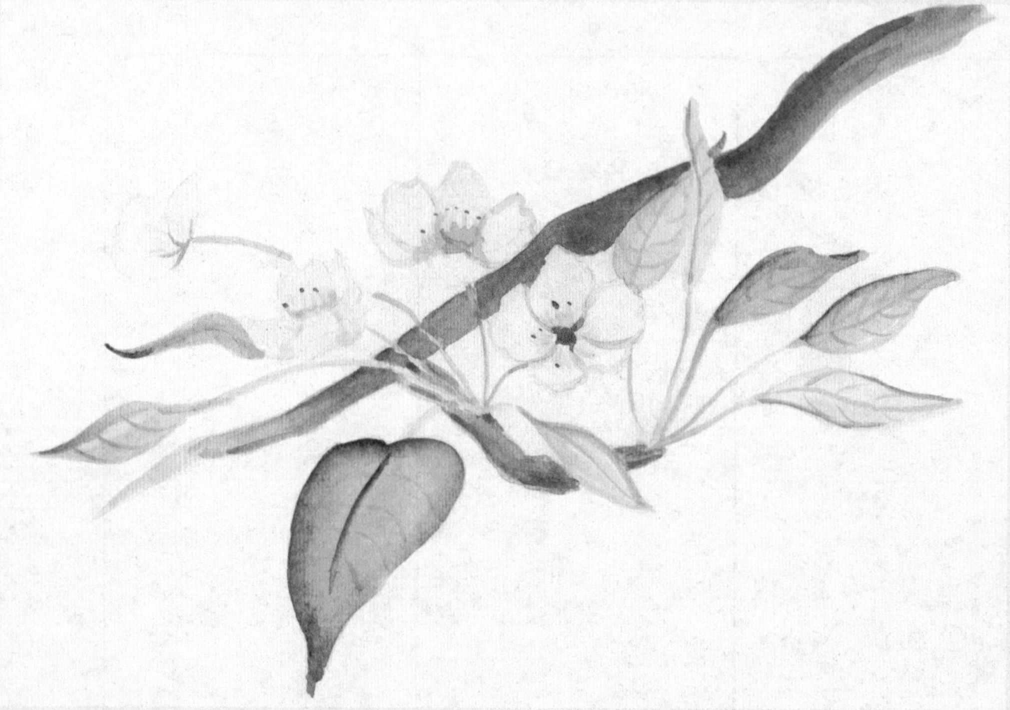

· 李花膏：取李花10克、蜂蜜30克，捣烂敷于面部，每日一次，可祛除粉刺。

十	十一	十二

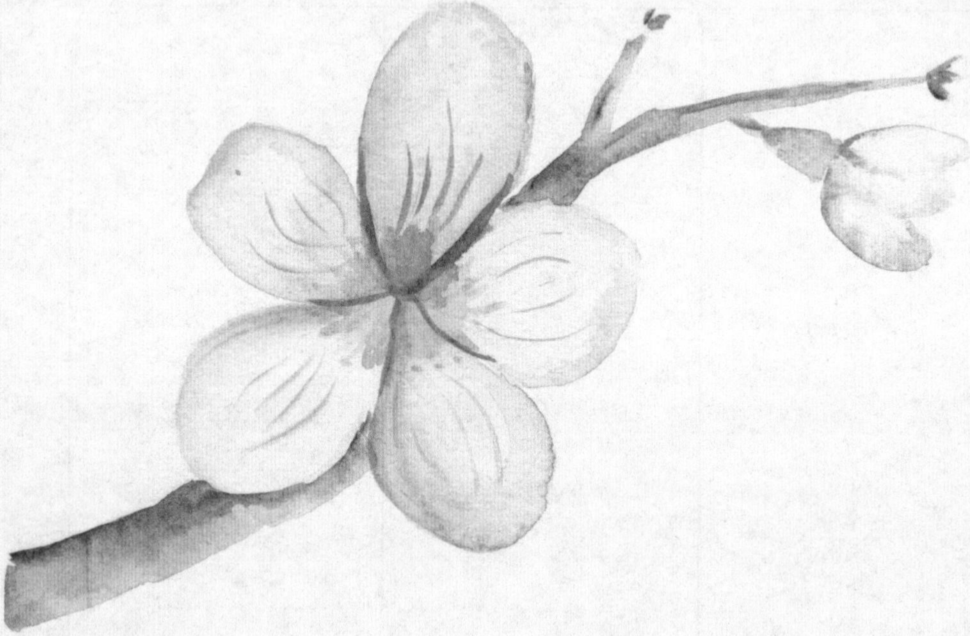

• 杏花膏：收集花瓣，捣碎取汁，加蜂蜜，睡前涂于面部，可美容养颜。

十三	十四	十五

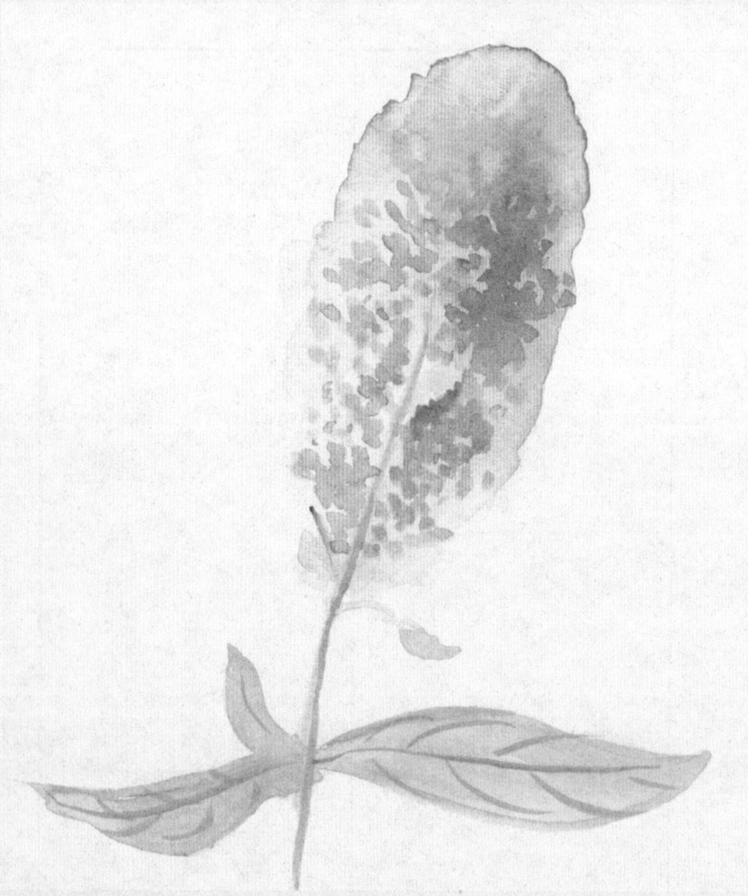

· 密蒙花茶：取密蒙花5克，加入25克蜜糖、5克枸杞子，倒入沸水冲茶。此法可缓解目赤肿痛、睑弦赤烂。

十六	十七	十八

• 甘菊花茶：取甘菊花9克、枸杞子15克、山茱萸10克、车前子12克，倒入沸水冲茶。此法可养肝明目。

十九	二十	二十一

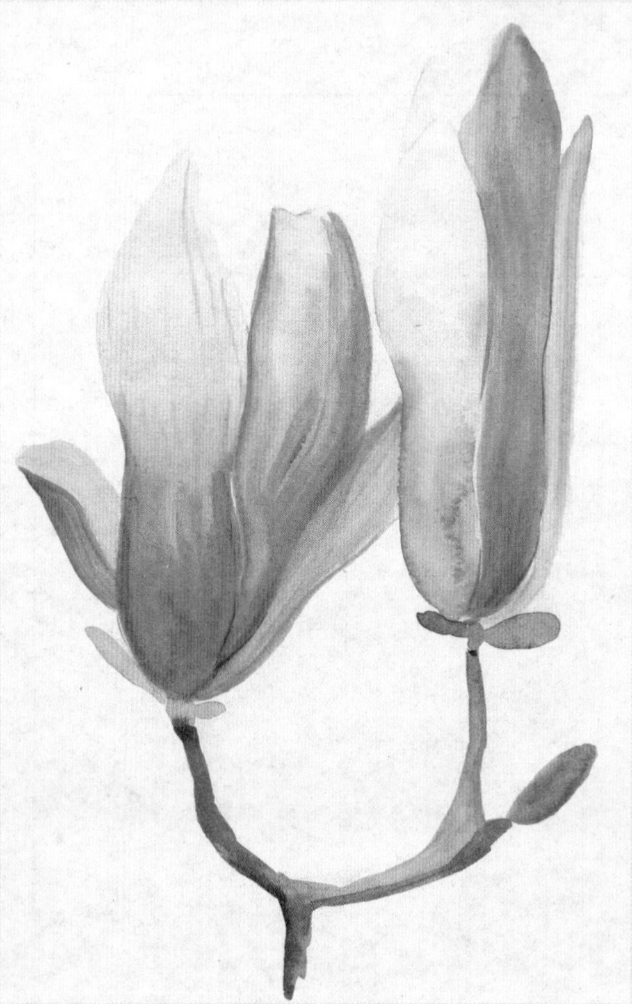

・辛夷花白芷荆芥茶：辛夷花、白芷、荆芥各10克，倒入沸水冲茶。此法适用于鼻窍时流浊涕。

二十二	二十三	二十四

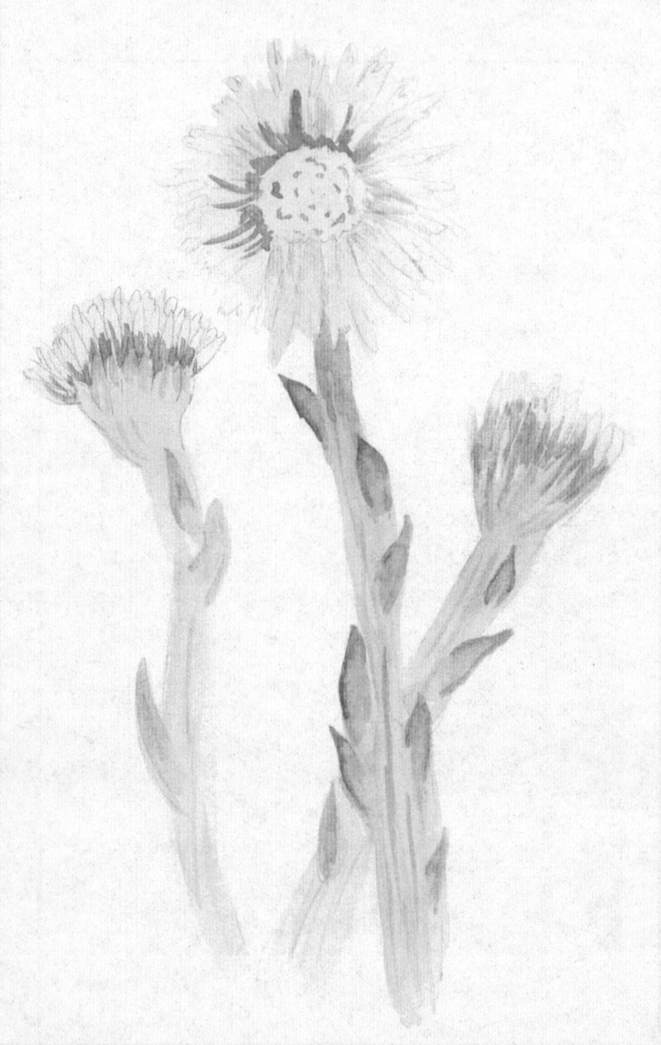

• 款冬花茶：取9克款冬花、15克冰糖，倒入沸水冲茶。此法可养阴生津、润肺止咳。

二十五	二十六	二十七

· 荆芥茶：取荆芥 10 克、防风 10 克、款冬花 10 克，倒入沸水冲茶。此法可治风寒咳嗽。

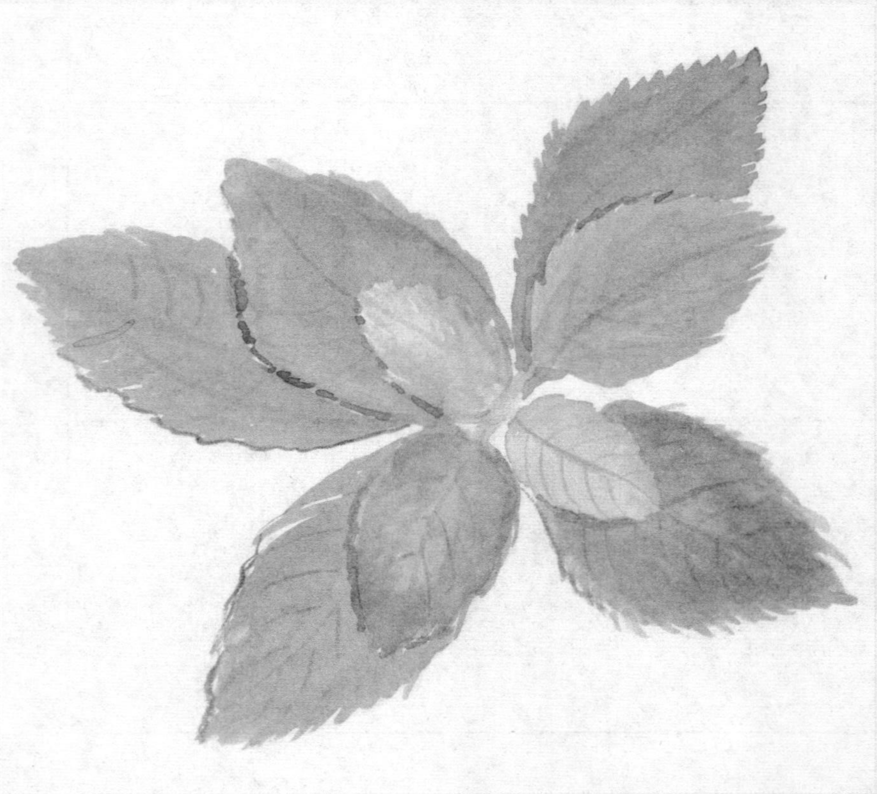

二十八	二十九	三十

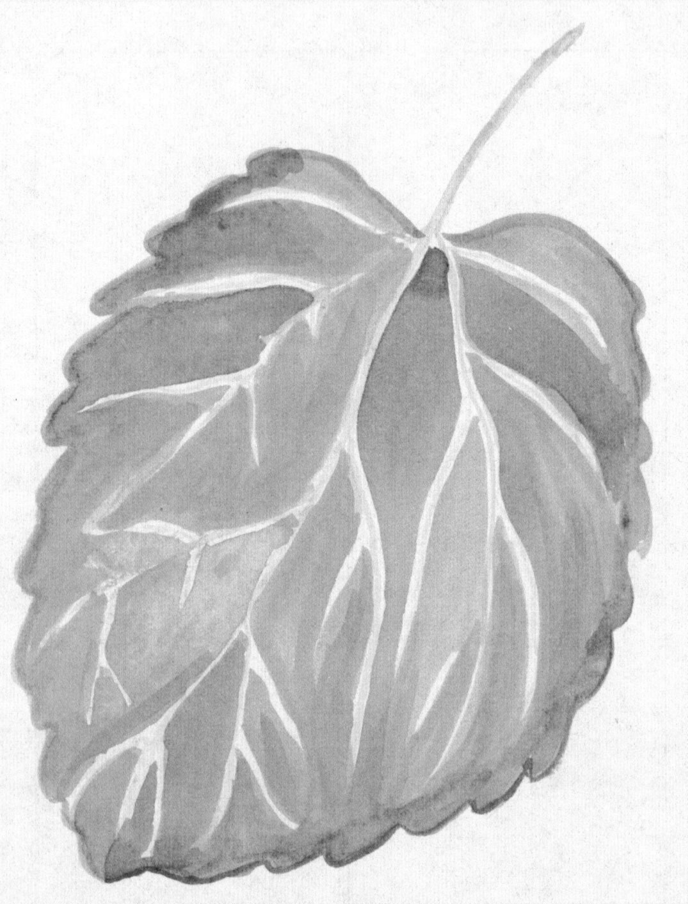

• 桑叶茶：取桑叶 10 克、菊花 10 克、款冬花 10 克，倒入沸水冲茶。此法可辅助治疗风热咳嗽。

三十一

四月

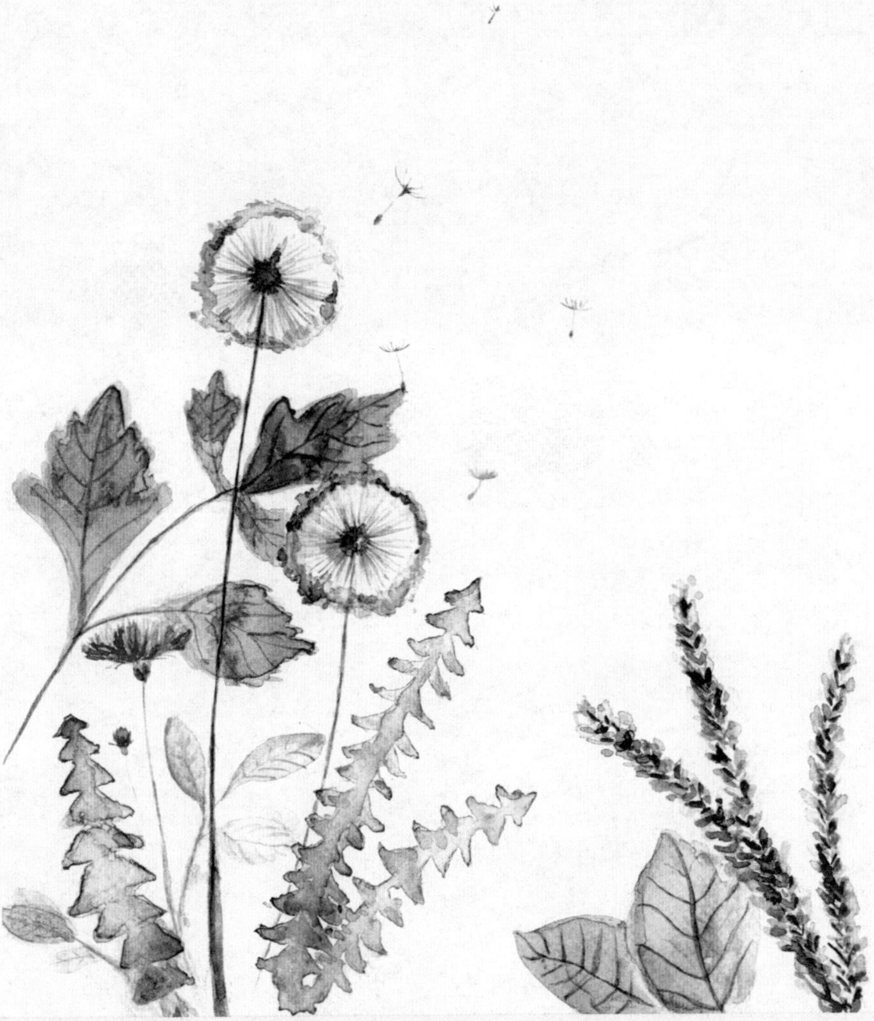

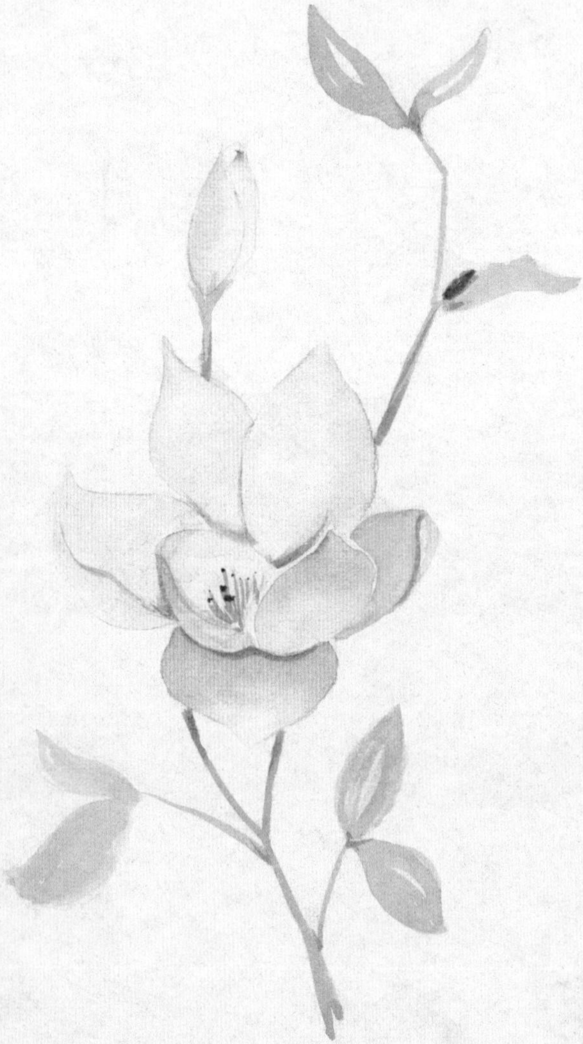

- 茉莉花茶：取10克茉莉花，倒入沸水冲茶。此法可祛寒邪、疏肝郁、健脾安神、滋养肌肤。

一	二	三

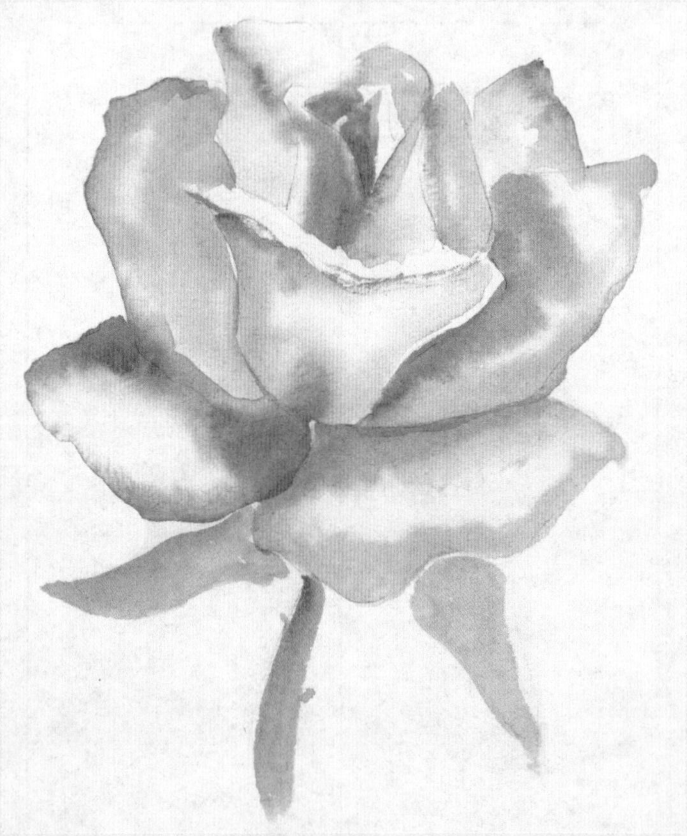

·玫瑰花茶：取15克玫瑰花，加入大枣5枚或西洋参9克，倒入沸水冲茶。此法可缓解皮肤干燥，祛除皮肤上的黑斑。

四	五	六

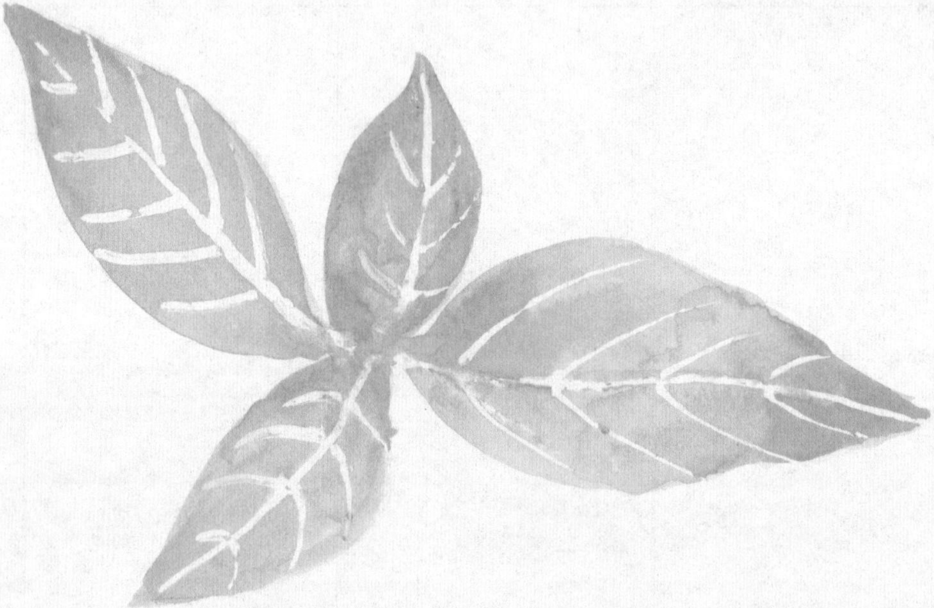

• 薄荷绿茶：取适量薄荷叶及绿茶叶，倒入沸水冲茶。此法可提神醒脑，具有疏风散热功效。

七	八	九

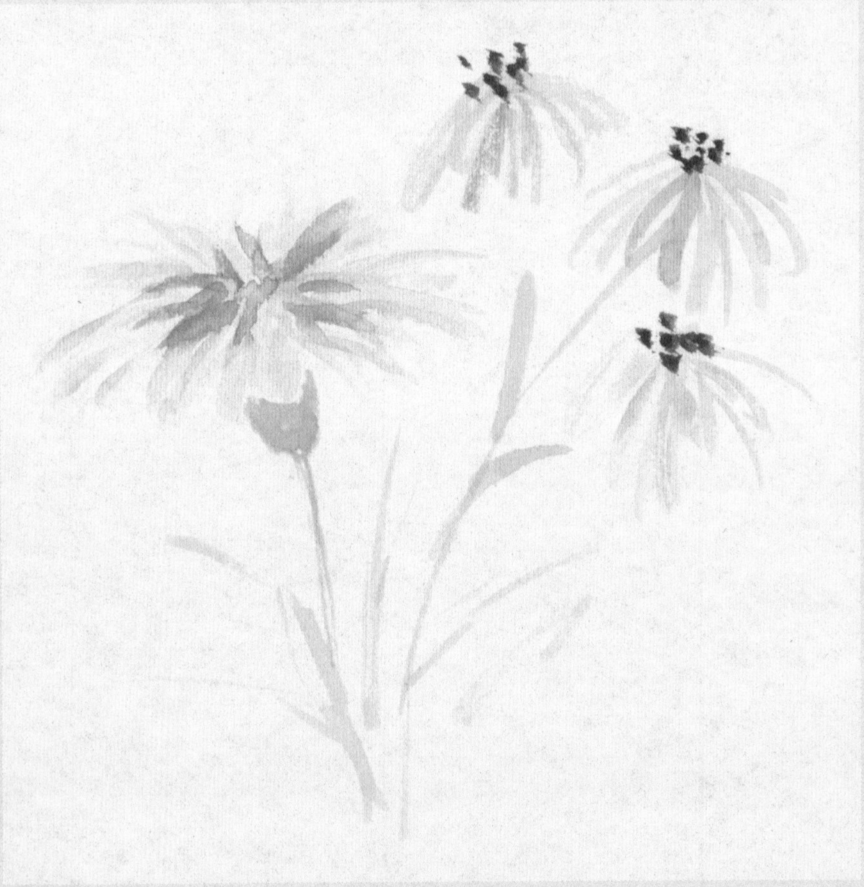

· 桑菊茶：取白菊、杭菊各3克，霜桑叶6克，倒入沸水冲茶。此法可养血润容。

十	十一	十二

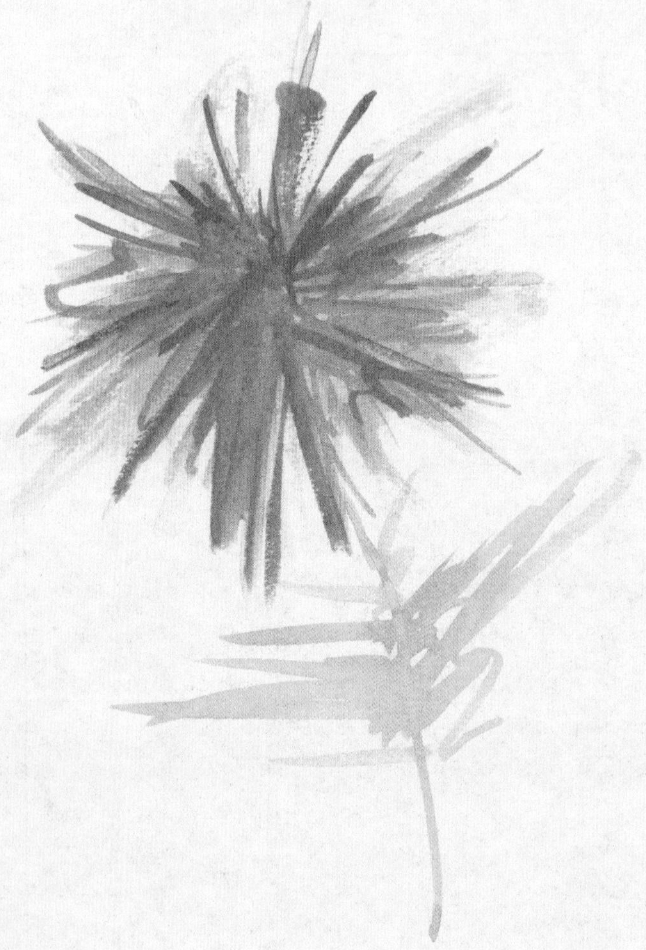

· 藏红花茶：取藏红花5克，倒入沸水冲茶。此法可增加肌肤弹性和细腻感。此茶孕妇禁用。

十三	十四	十五

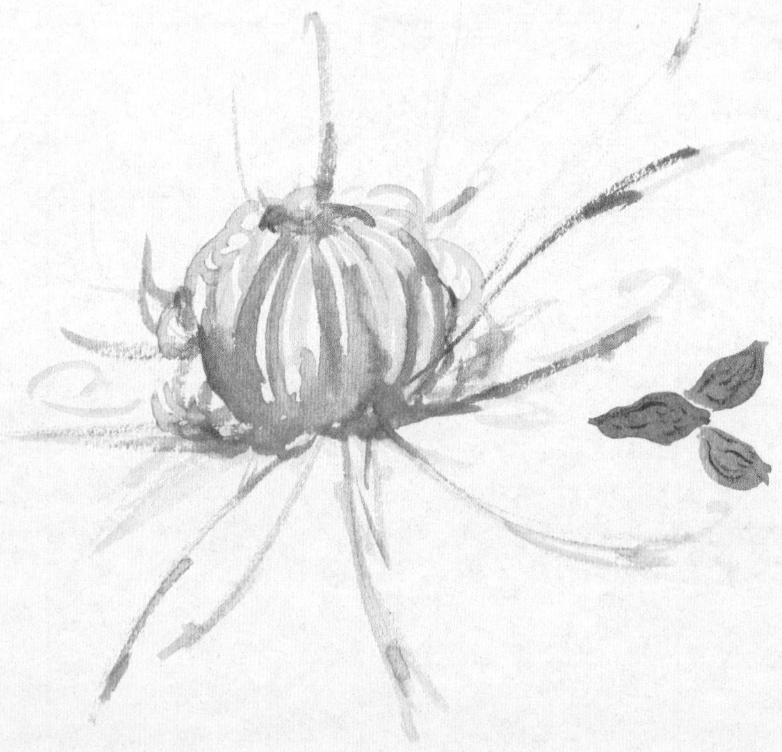

•菊花枸杞茶：饮用此茶，最好用透明玻璃杯。每次放上四五朵菊花和适量枸杞子，倒入沸水冲茶即可。此法可滋补肝肾，增强造血功能。

十六	十七	十八

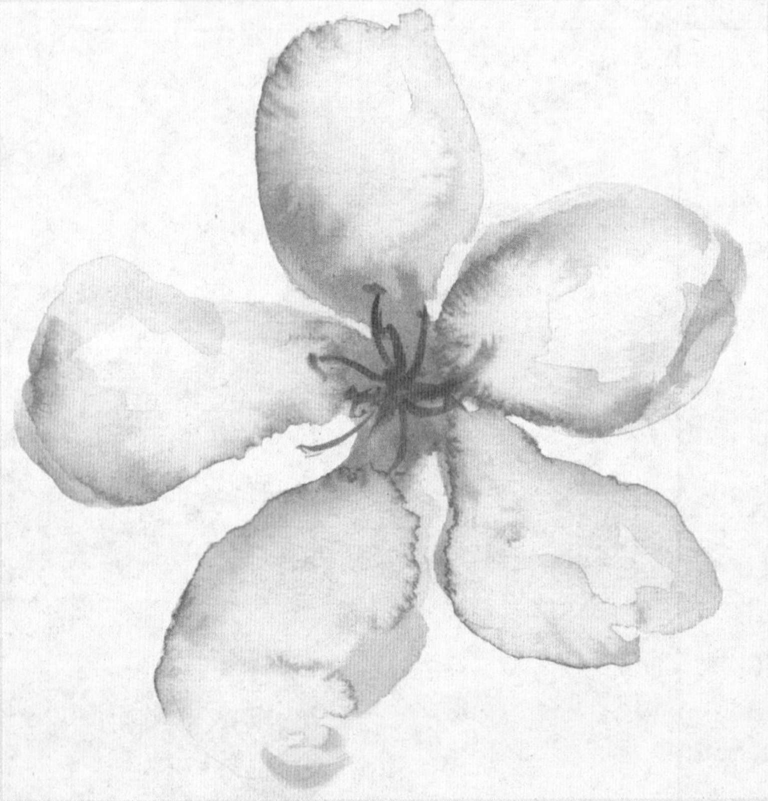

• 桃花水：取一克桃花瓣，泡水即可。此法可活血通便。最好是每天早晨起床时饮用，花瓣数量可从一瓣到6瓣逐渐增加，循序渐进。

十九	二十	二十一

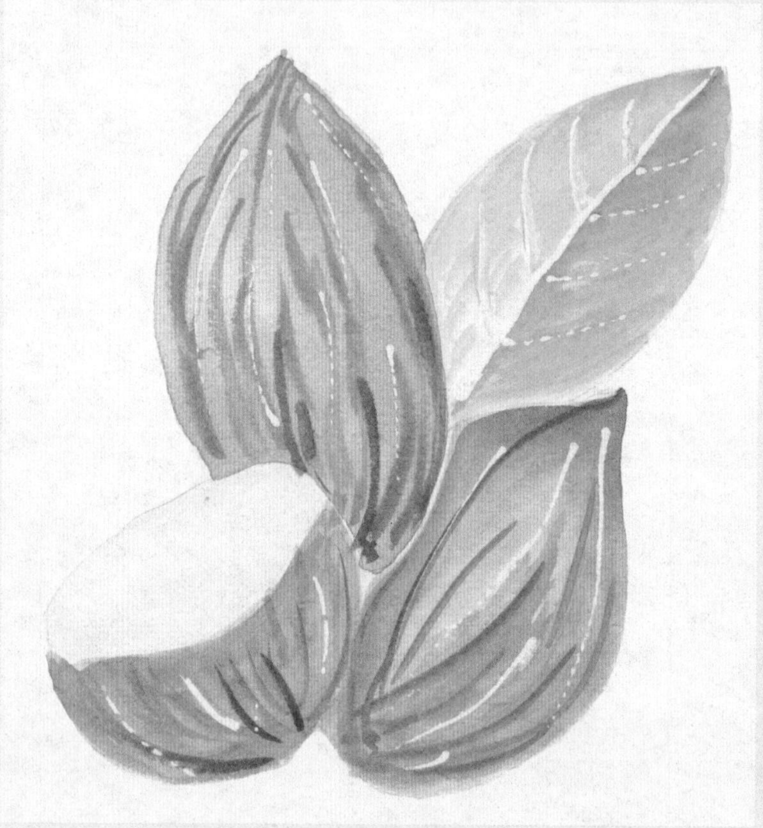

• 杏仁茶：取南杏仁 10 克，加数粒北杏仁，洗净捶碎，放入有过滤网的小茶壶内，倒入沸水冲泡 20 分钟即可饮用。连喝两三个星期，便会有显著的润肺美肌、润肠通便作用。

二十二	二十三	二十四

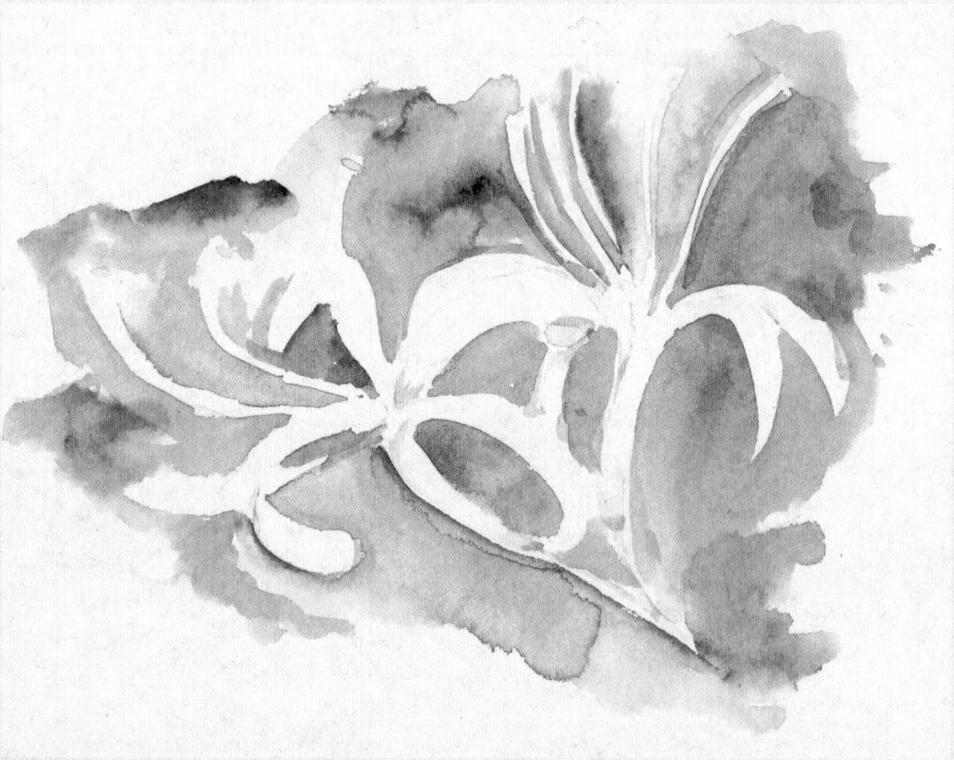

• 金莲花茶：取金莲花5克，用开水冲泡，代茶饮。此法可清咽利喉，养颜润肤。

二十五	二十六	二十七

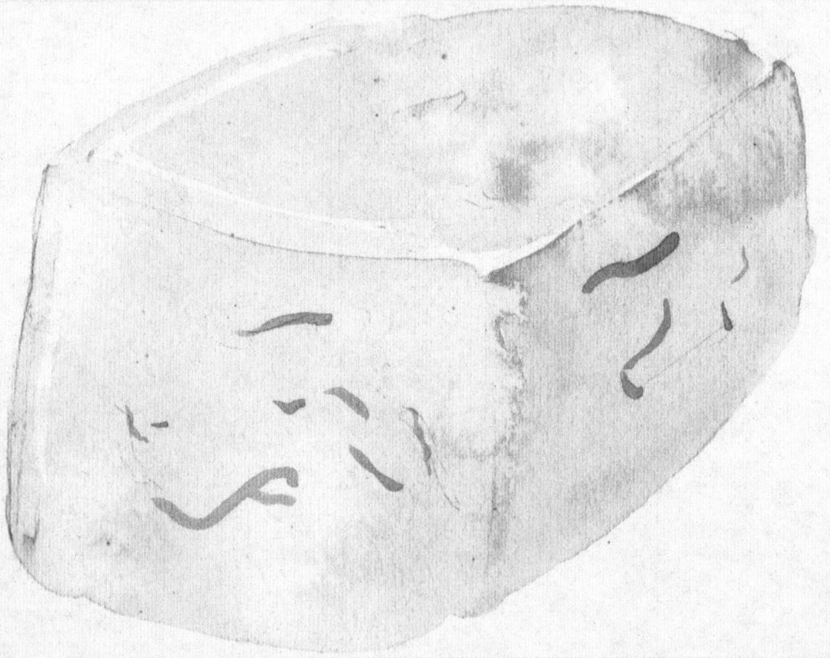

· 菊花糕：用清水煮菊花 10 分钟，当颜色呈现淡黄色即可取出，加入适量冰糖，加入已切碎的新鲜菊花，将马蹄粉以适量清水溶解，倒入菊花水，大火煮 20 分钟，变成完全透明即可。

二十八	二十九	三十

五月

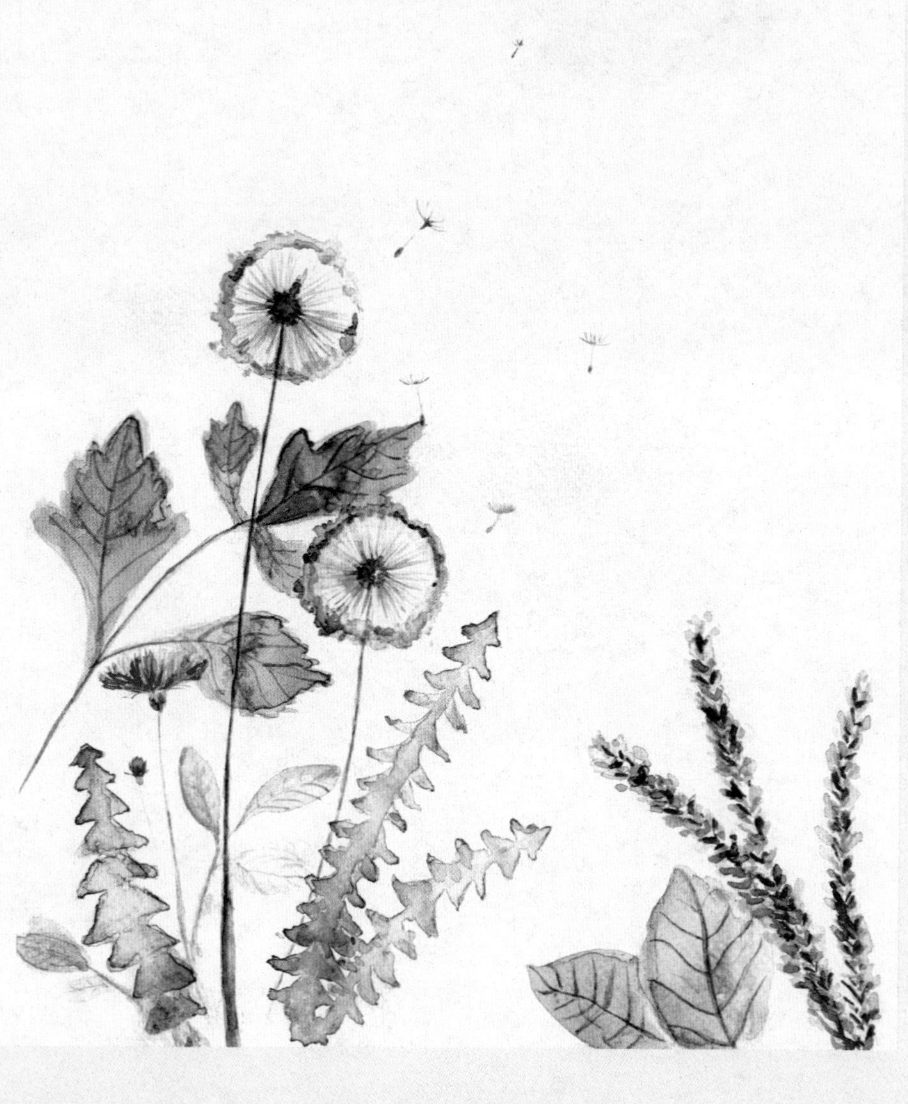

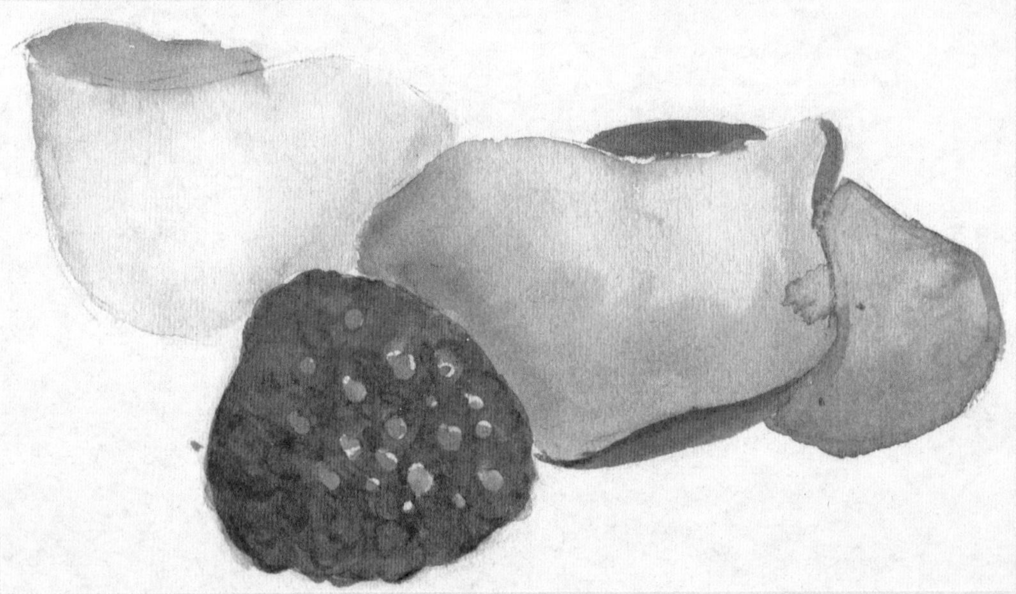

·玫瑰红莓糕：将粳米粉、糯米粉拌匀，加入玫瑰花碎、红莓、糖水，迅速搅拌，使粉均匀受潮，并泛出半透明色，待成糕粉后，放入模具，以文火蒸 15 分钟即可。

一	二	三

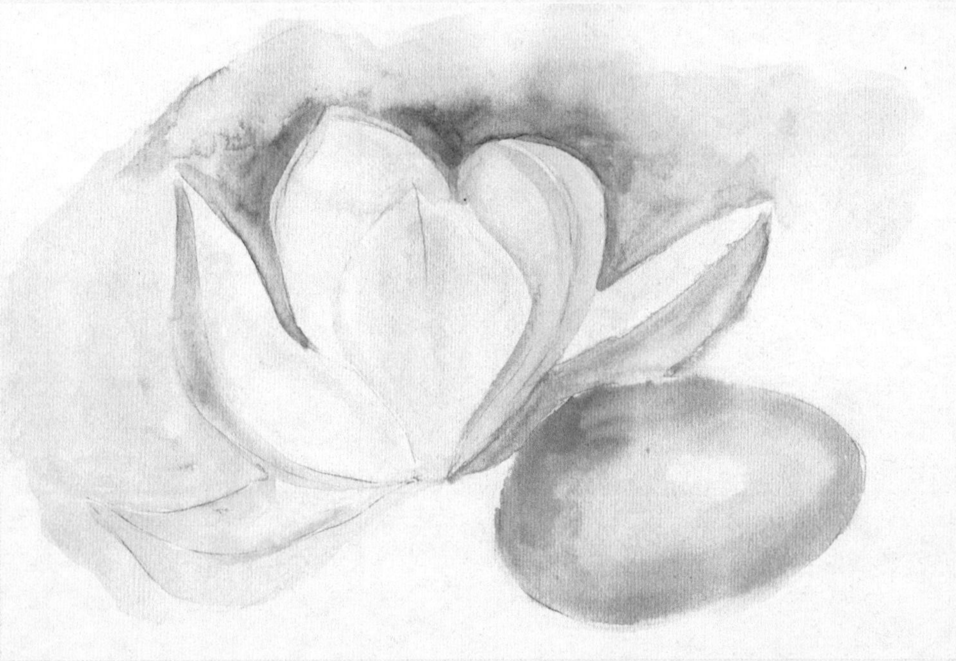

• 茉莉花炒蛋：茉莉花放入盐水中，煮开后捞出；鸡蛋打散放入油锅煎成形后，再放入茉莉花起锅。

四	五	六

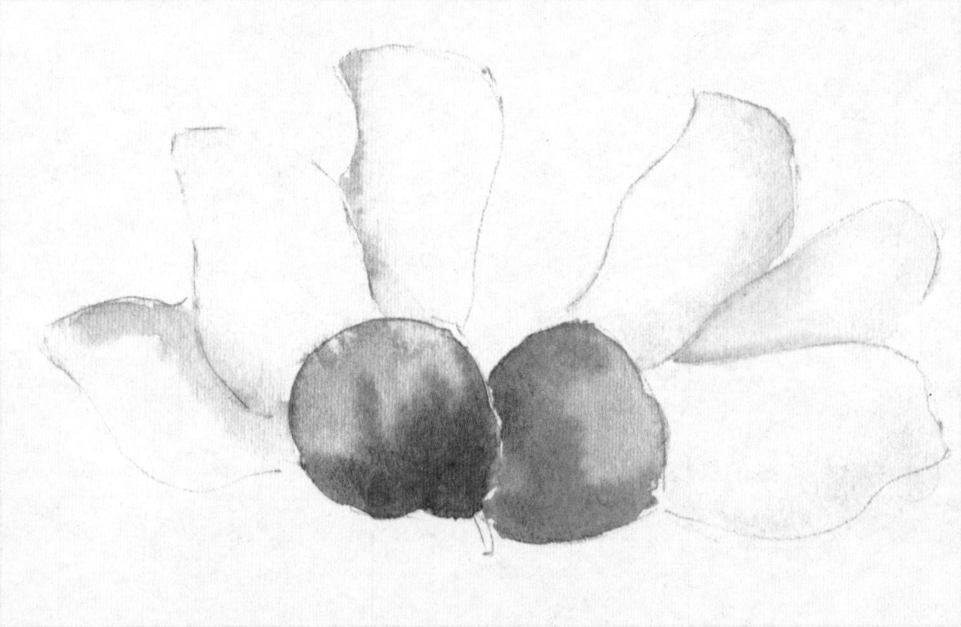

• 香煎槐花：槐花去梗洗净，加入鸡蛋、面粉调成糊状，加盐、味精调味。锅中加油烧热，将槐花糊倒入，按压成饼状，以小火煎成两面金黄色即可。

七	八	九

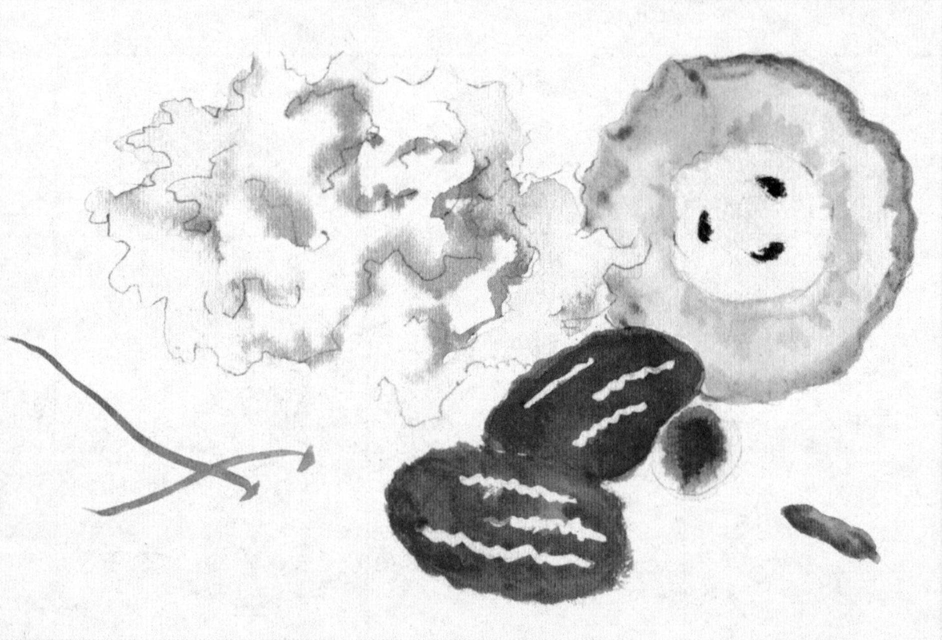

· 藏红花银耳羹：干银耳10克，红枣5枚，去心莲子10个，枸杞子、苦瓜片、藏红花、冰糖各适量。先把银耳用凉水冲洗，温水泡30分钟，泡发后去蒂，撕成小块，同时红枣、莲子用水冲净，也要泡30分钟。锅中倒入足量清水烧开后，依次放入银耳、莲子、红枣、枸杞子、冰糖、苦瓜片。藏红花先蒸20分钟再放入，烧开后转小火炖2小时即可。此法可滋阴润肺、提神醒脑、美容嫩肤。

十	十一	十二

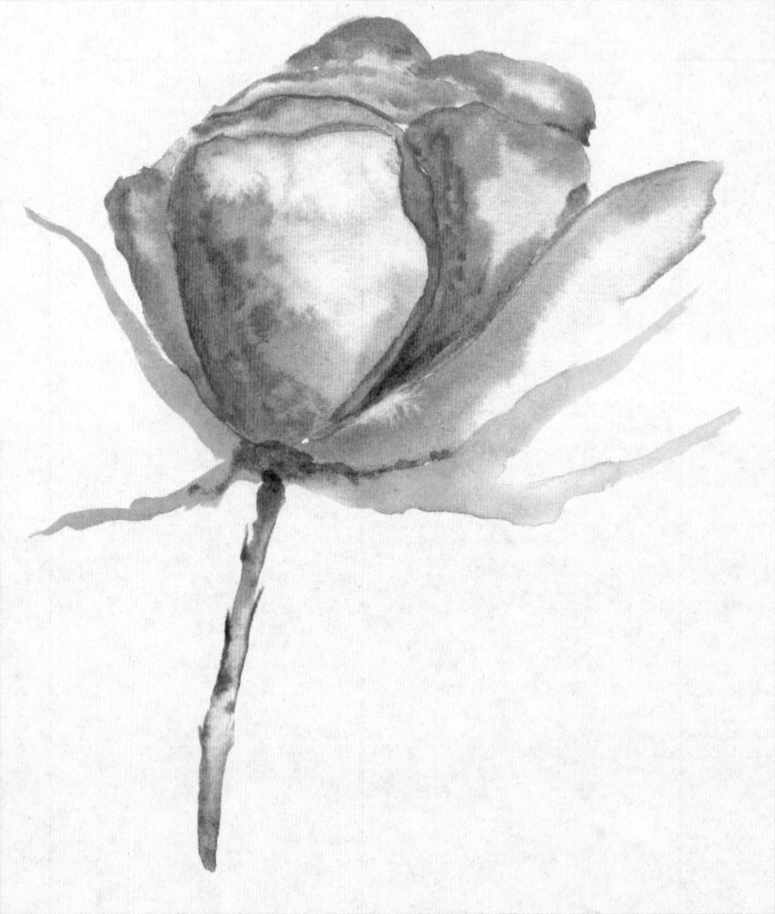

• 玫瑰花酱：鲜玫瑰花、红糖、盐比例为1:3:0.05。将玫瑰花去蒂、叶、花托等，洗净，晾干。将玫瑰花瓣、红糖放入器皿内，放置方法是先放一层玫瑰花瓣，然后放一层红糖、盐，反复操作。放好后，找一个杵状物，将玫瑰花瓣捣碎，揉搓至其成为黏稠状膏体即可。此法可缓解胸膈满闷、乳房胀痛、月经不调等。

十三	十四	十五

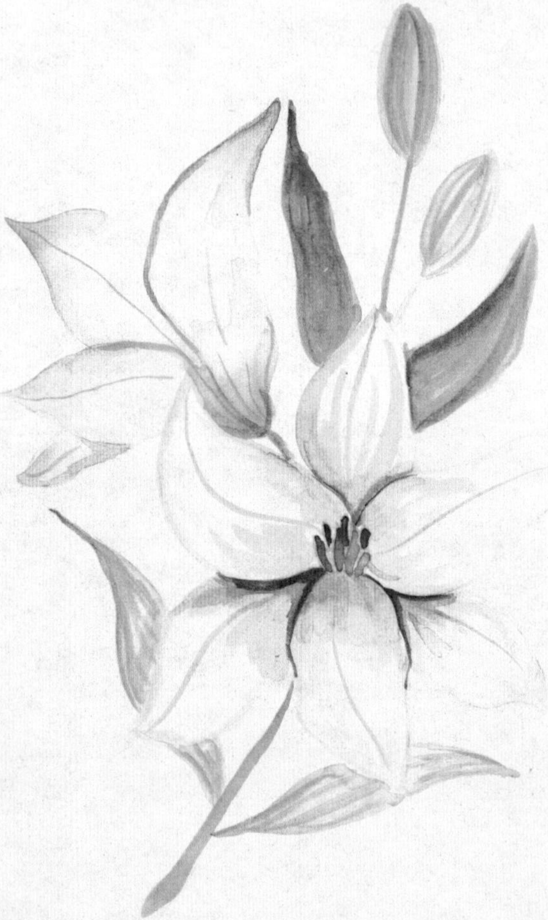

• 百合花粥：取 9 克百合花，开水冲泡，去除苦味。取 30 克江米、10 枚红枣，洗净后与百合花一同入锅，加水后以文火熬成粥，加入适量冰糖即可。此法可治虚烦惊悸、失眠多梦。

十六	十七	十八

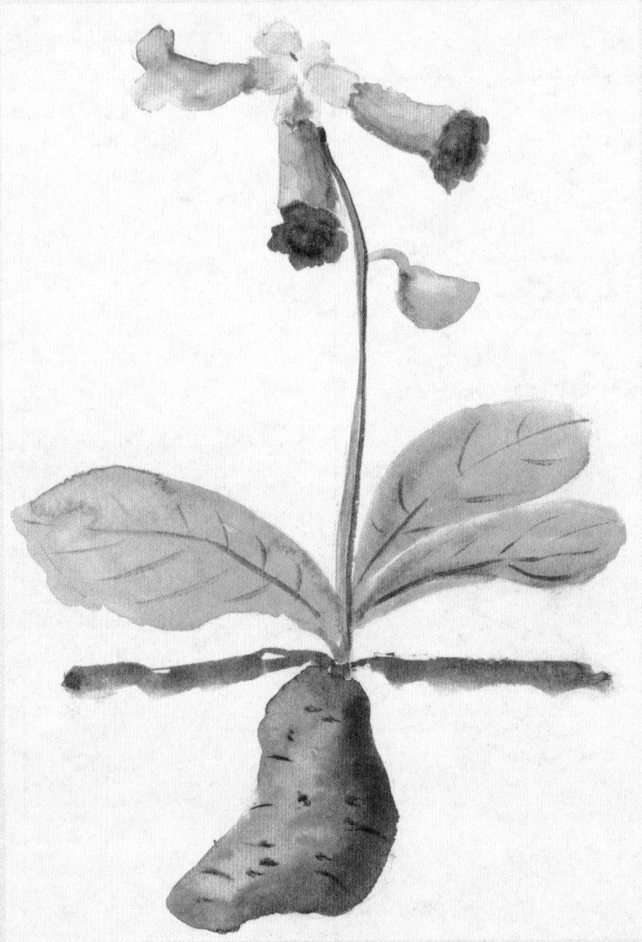

• 百合地黄粥：百合7枚，生地黄汁1000毫升。将百合用水浸泡一晚，倒掉水后加入400毫升清水，煎取200毫升，去掉残渣；加入生地黄汁，煎取300毫升，温服，每日1剂。需要特别注意的是，一旦病症去除，必须立刻停药，因为生地黄是寒性药，服药时不要吃生冷、辛辣的食物且忌油腻。此法可清除肺中积热，滋阴润燥。

十九	二十	二十一

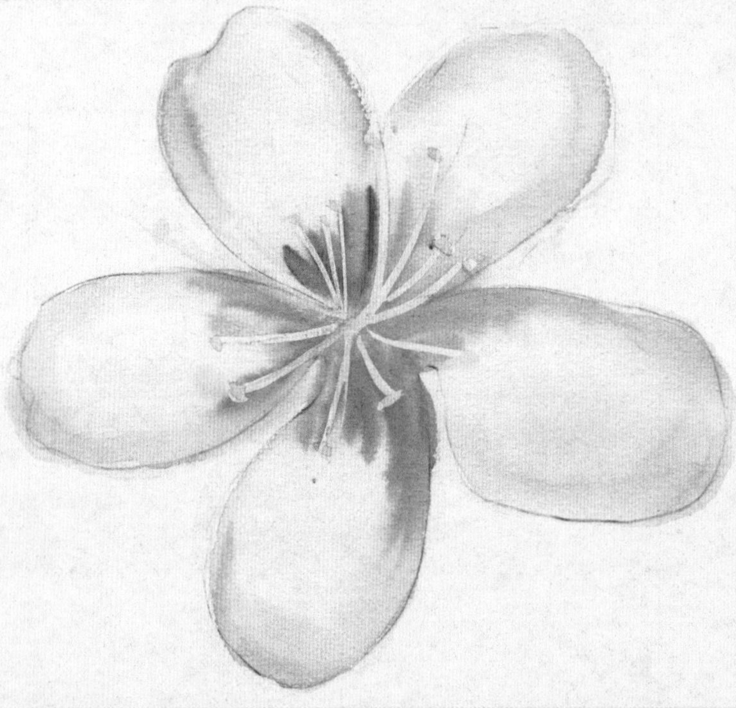

·杏花：辅助治疗女子伤中、寒热痹、厥逆、不孕等。

二十二	二十三	二十四

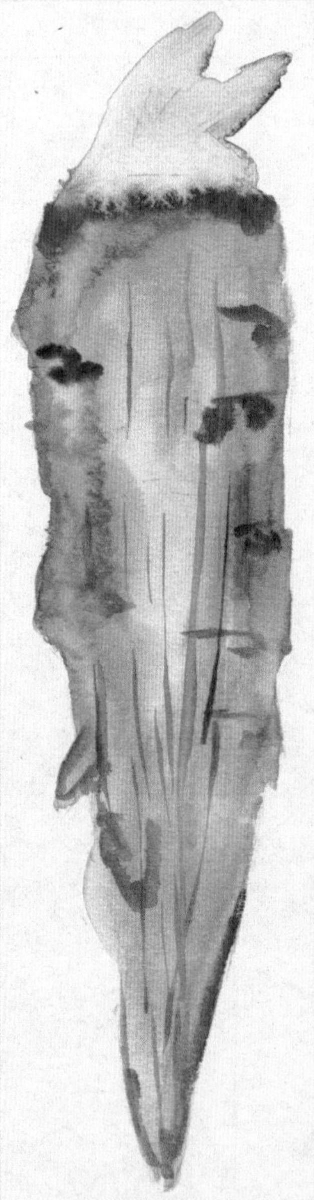

• 杏花白芷酒：取杏花鲜花苞 250 克、白芷 3 克、白酒 1000 毫升，密封浸泡 49 天，早晚饮 30 毫升，也可倒在手心搓热，揉面。此法不但可以祛斑祛痘，还可辅助治疗体癣、红肿。

二十五	二十六	二十七

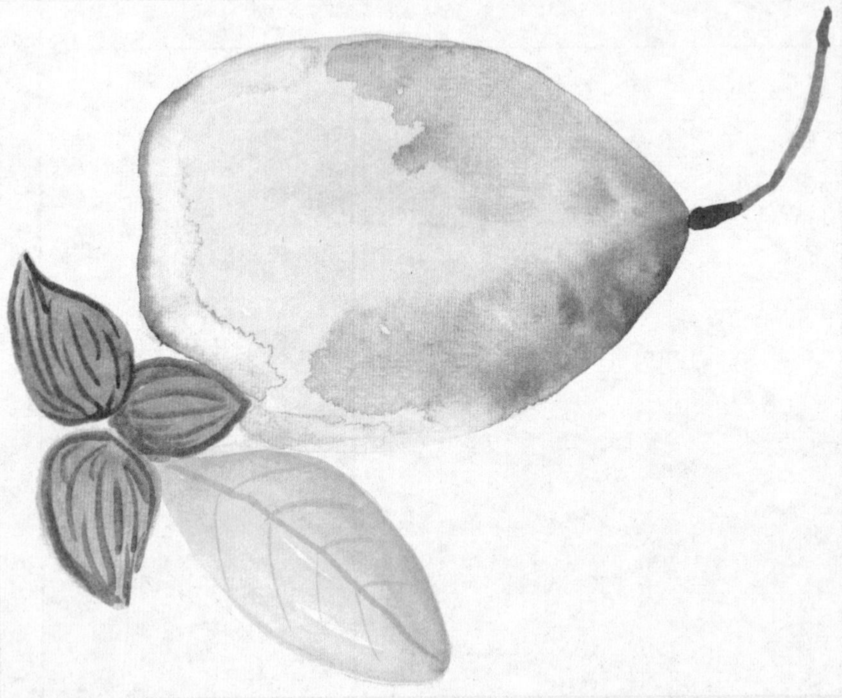

· 南北杏仁炖雪梨：南杏仁 10 克，北杏仁 10 克，雪梨 1 个，冰糖 30 克。将南北杏仁用水稍浸泡去皮，将雪梨切成块，将雪梨、南北杏仁、冰糖一齐放入加有清水的炖盅内，炖一个小时就可以食用了。此法可养颜润肺，不仅可以缓解皮肤干燥，还可起到生津、化痰止咳等功效。

二十八	二十九	三十

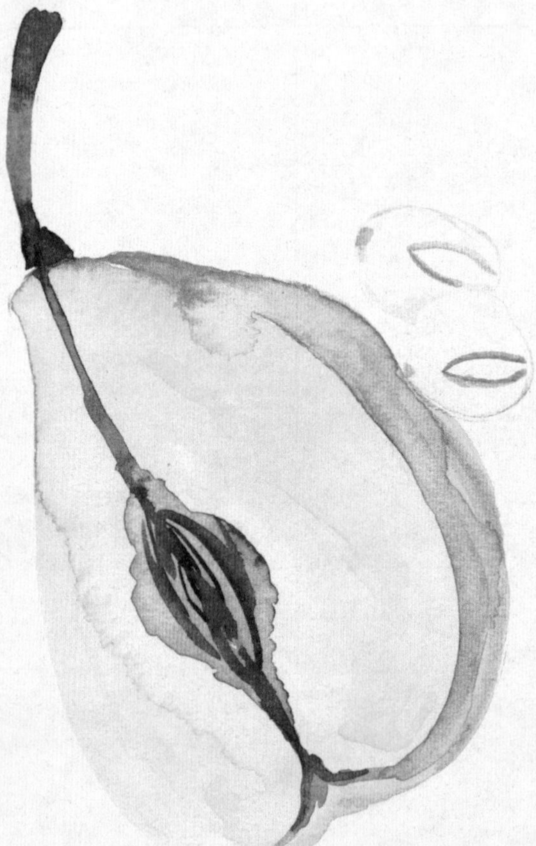

• 冰糖雪梨炖川贝：雪梨一个，去皮挖核，将3克川贝母放入雪梨空心内，加入适量冰糖，放到碗中，入锅加盖，以沸水炖熟后即可服用。此法可辅助治疗慢性扁桃体炎。

三十一

六月

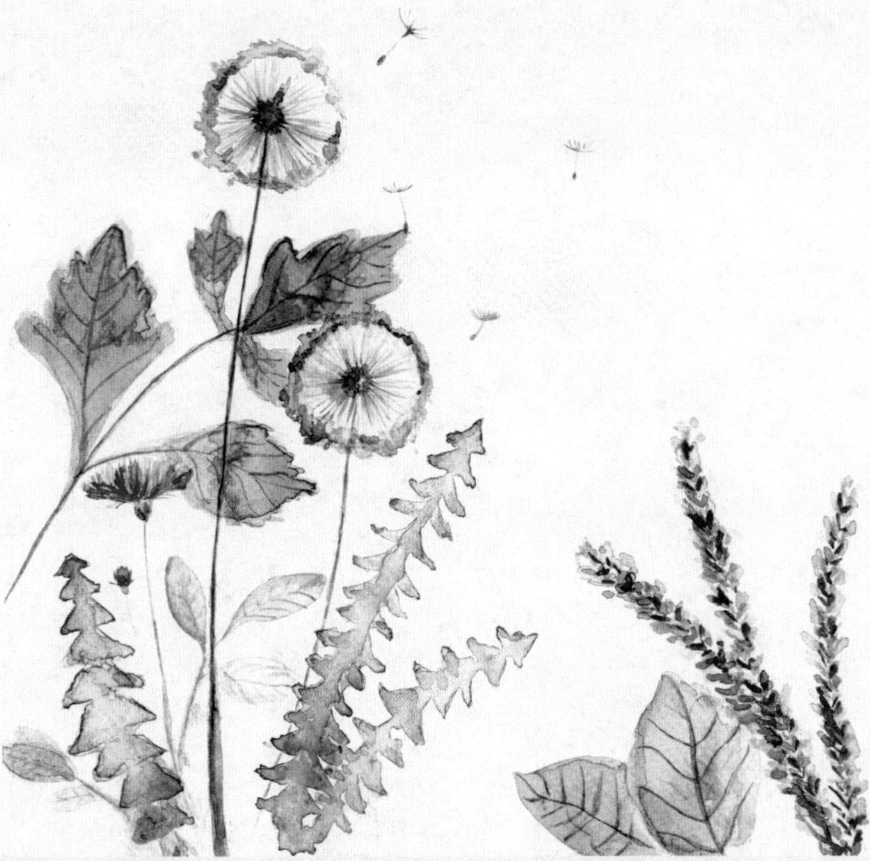

- 玫瑰百合花粥：取干玫瑰花蕾一小把、干百合花一小把、麦冬少量、珍珠米100克。将玫瑰花、百合花和麦冬放在水里，大火熬开，10分钟后捞出，把珍珠米放在水中用大火熬粥，转小火煮5分钟后，粥成即可食用。此法可滋阴活血，消斑祛痘。

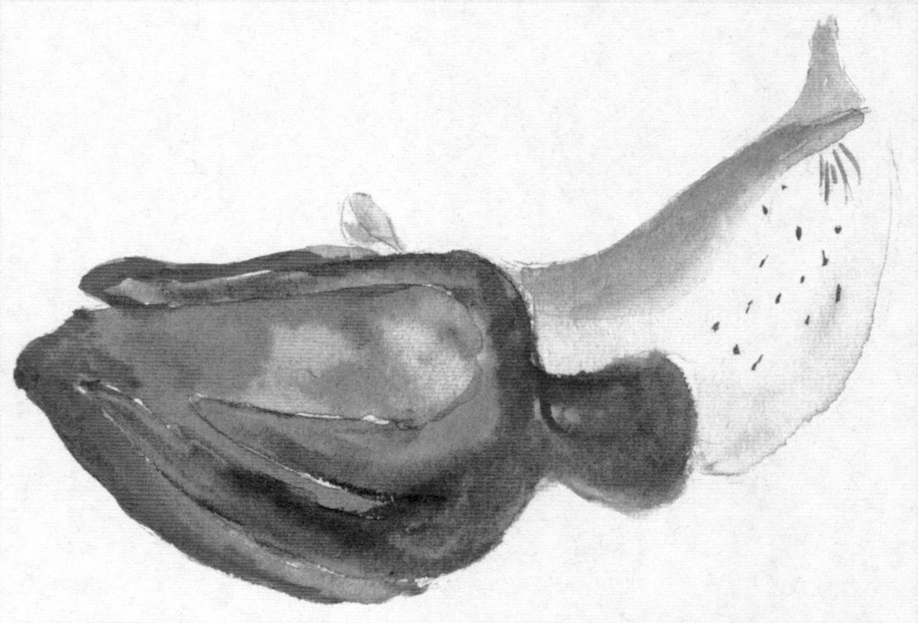

一

二

三

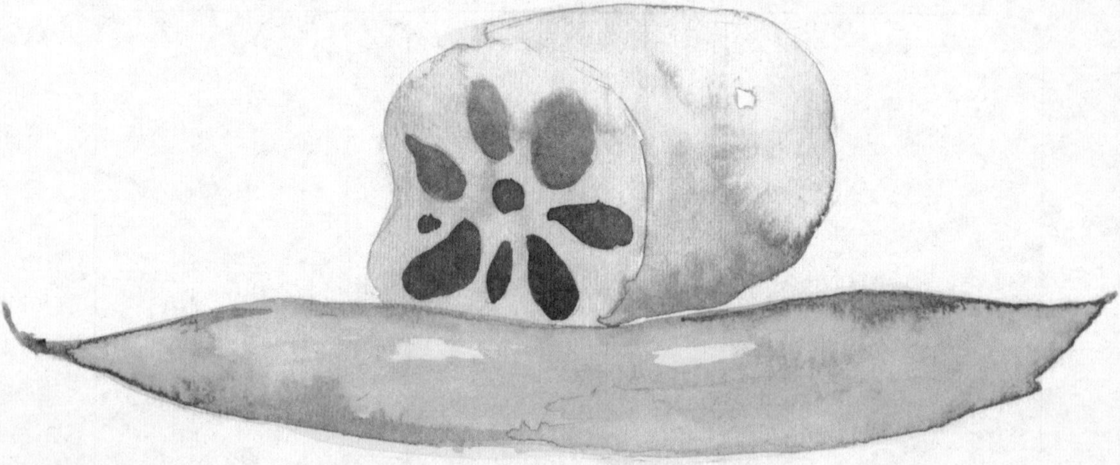

·扁豆花拌莲藕：取扁豆花100克，莲藕300克，辣椒油、香油、蒜末、盐、味精各少许。将扁豆花洗净，莲藕洗净切片，分别放入开水锅中稍烫一下，然后捞出过凉，沥干水分，将扁豆花、藕片放入盘内，加盐、味精、蒜末、辣椒油、香油拌匀即可。此法可清热润肺、凉血祛瘀、生津止渴、补脾养胃、益血生肌。

四	五	六

• 白扁豆花粥：白扁豆花 15 克、粳米 100 克。粳米加水先煮成稀粥，待粥将熟时，放入白扁豆花，文火慢煮，再沸一两次变稠即可。每天分早晚 2 次温热服用。此法可补脾化湿。

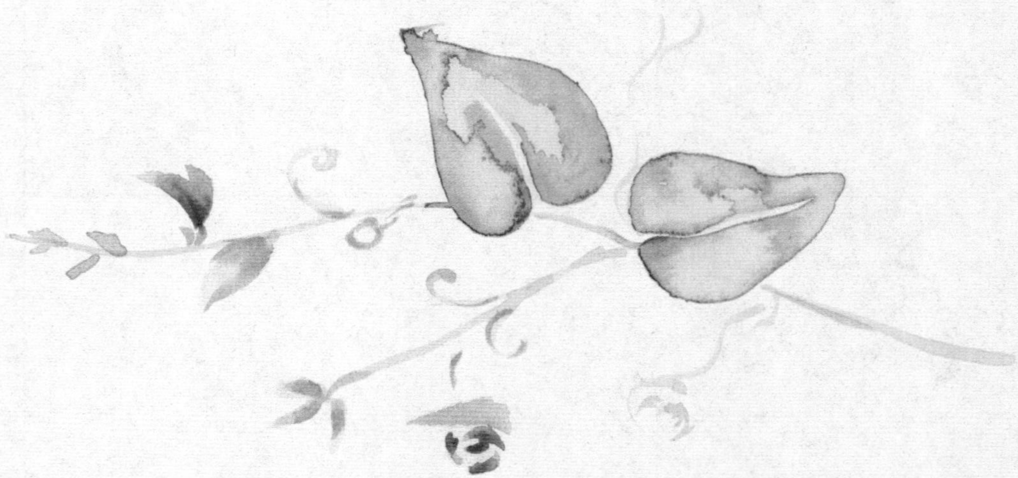

七	八	九

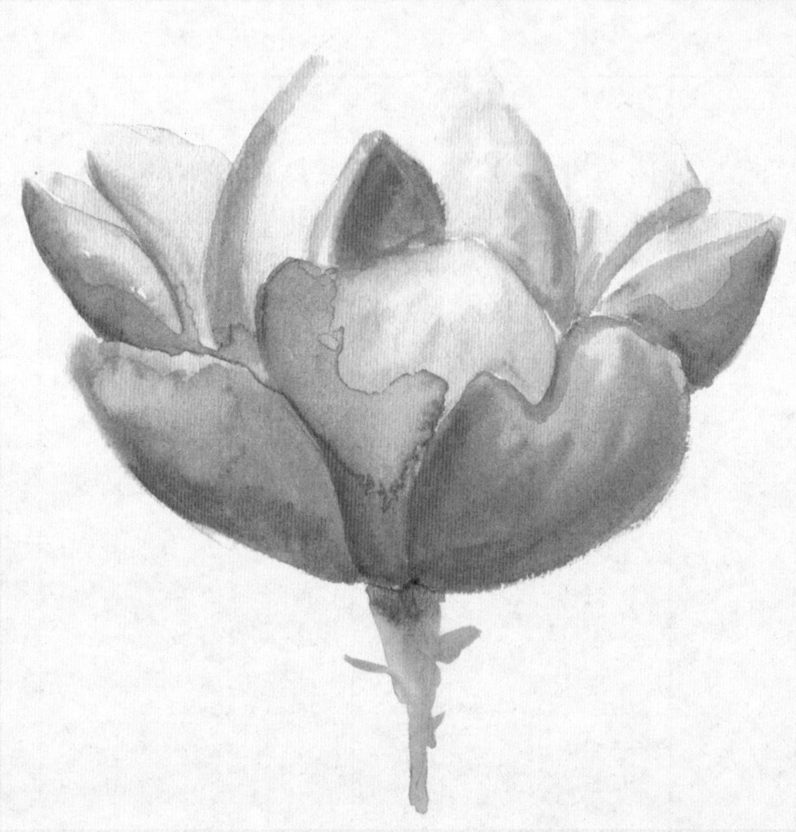

• 辛夷花粥：辛夷花 10 克，大米 100 克。将辛夷花择净，用清水浸泡约 10 分钟，水煎取汁，放入大米，熬成稀粥即可。此法可缓解夏秋季冷热频繁交替所导致的鼻塞症状。

十	十一	十二

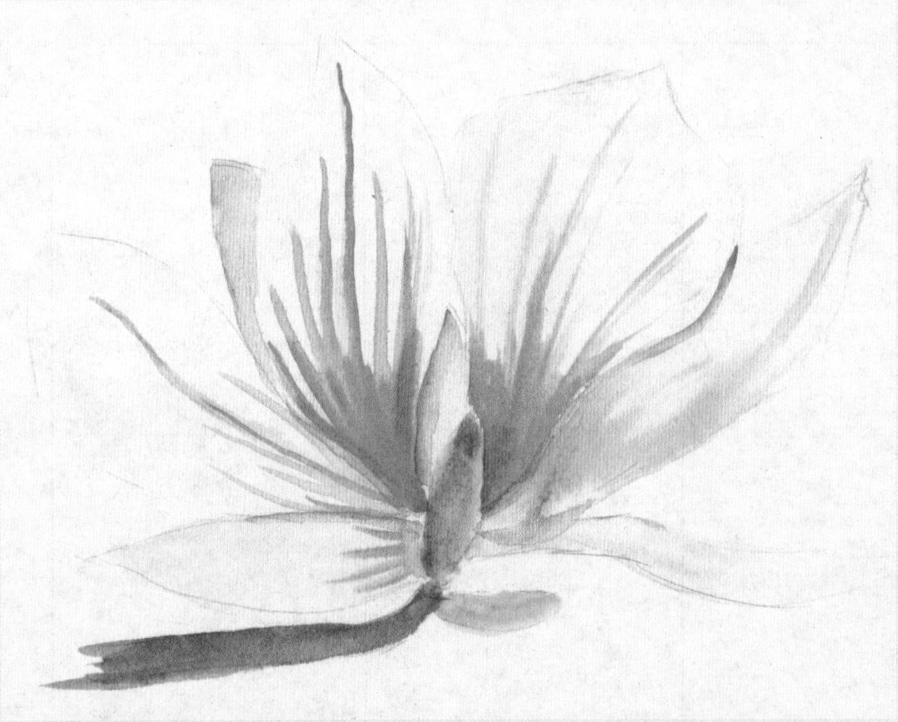

• 辛夷花汤：辛夷花10克、鸡蛋一个。将辛夷花洗净，和鸡蛋一起放入锅中（注意：不要将鸡蛋打破），加500毫升清水，开火熬煮，水量减半后把鸡蛋取出剥壳，再煮片刻。鸡蛋和汤都可服用。此法可宣肺通窍，也适用于鼻炎、鼻窦炎及其引起的鼻塞、头痛等症。

十三	十四	十五

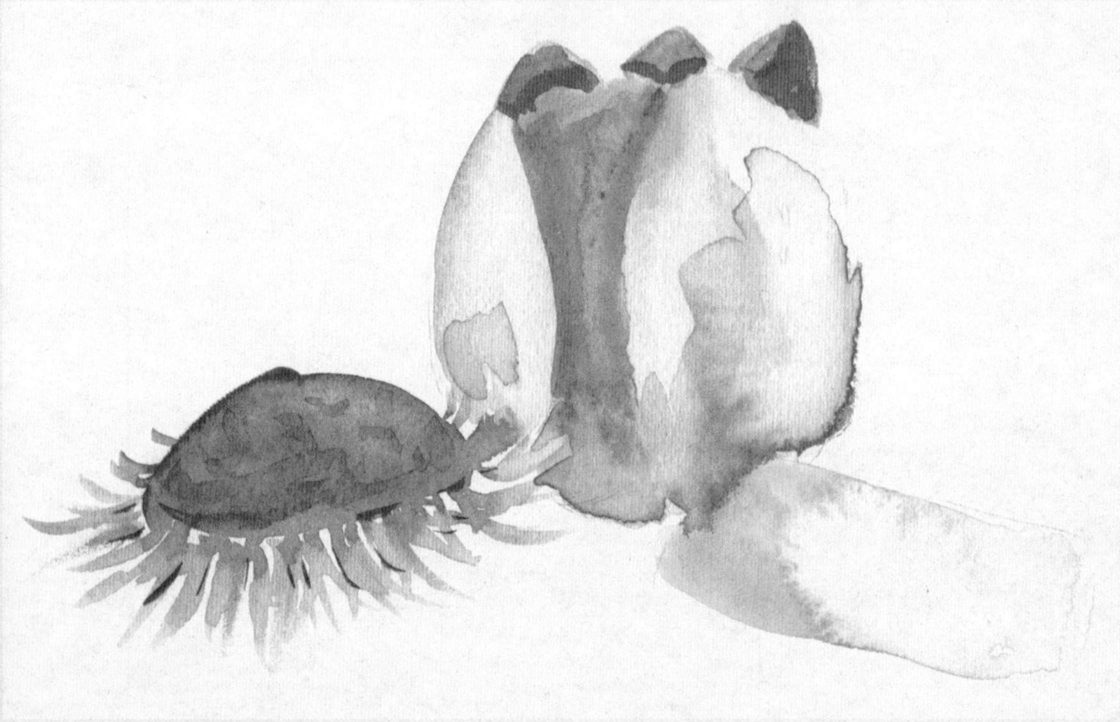

• 旋覆花粥：旋覆花、郁金各10克，丹参15克，葱白5段，粳米100克。锅中放入2000毫升清水，旋覆花、丹参和郁金用布包好后放入锅内，武火煎半小时改文火，待锅中水量减半时停火。弃去药渣和布包，药液倒入碗内。锅置火上，粳米入锅，武火熬粥，煮开后，倒入药液，待快熟时，放入葱白搅拌，熬煮几分钟即可。此法可辅助治疗肝经气血瘀滞，达到通络止痛的目的。

十六	十七	十八

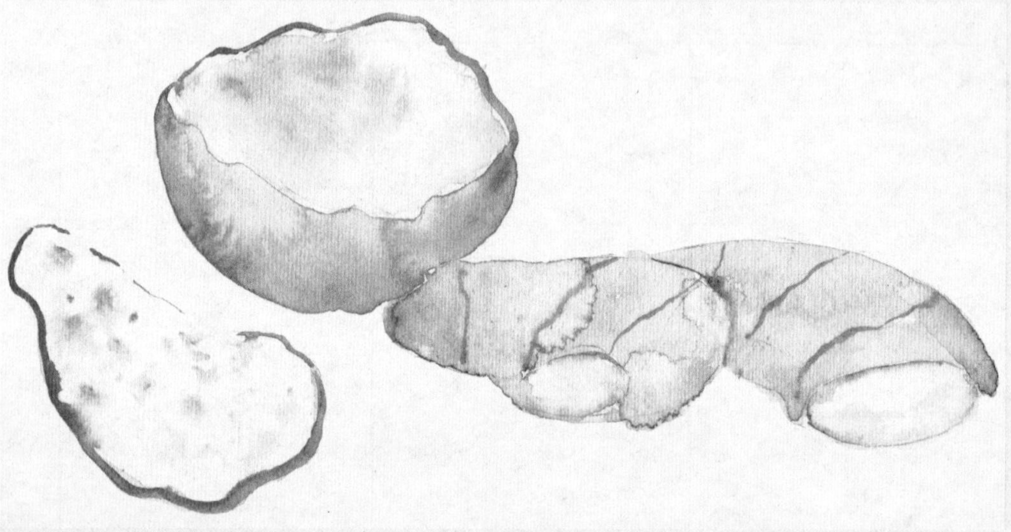

• 橘皮枳实生姜汤：取橘皮12克、枳实2.5克、生姜6克，以水500毫升煮取200毫升，分2次温服。此法对于胸痹、胸闷有很好的疗效。

十九	二十	二十一

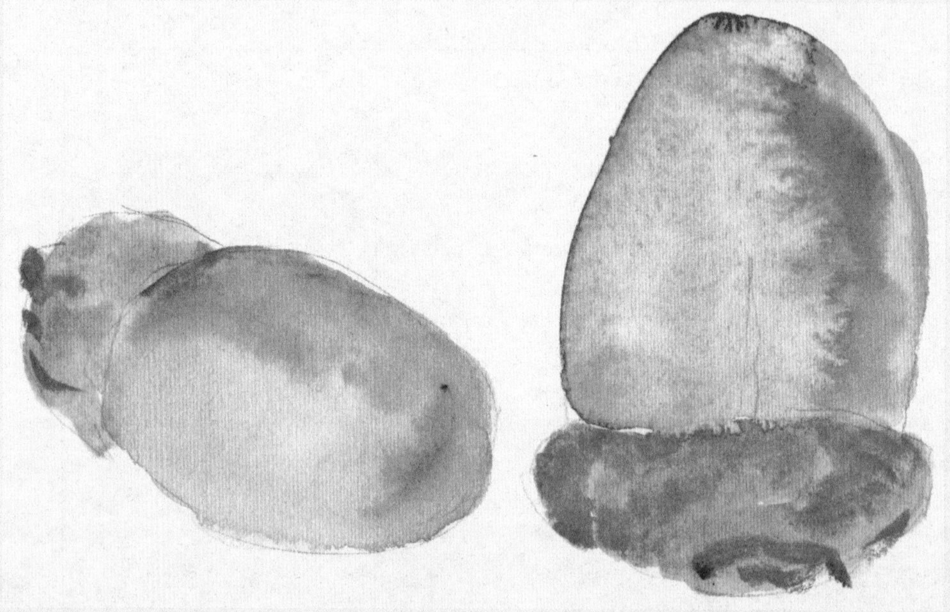

• 玳玳花粥：取玳玳花15克、粳米150克、冰糖少许。先将粳米洗净，放入开水锅内煮粥，待粥熟后，放入玳玳花与冰糖，再煮片刻即可。每日早晚服用。此法可疏肝、和胃、理气。

二十二	二十三	二十四

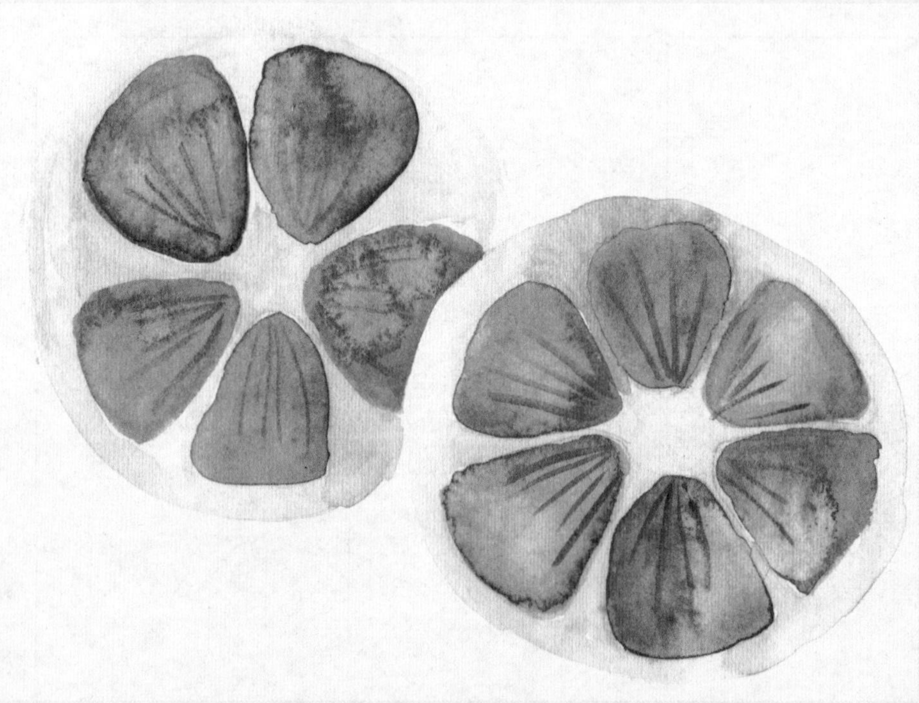

· 枳壳粥：取 10 克枳壳、100 克大米。先将枳壳洗干净，放入锅中加水煎汁，将渣滤掉，倒入大米煮粥，粥熟后即可食用。此法有健脾作用。

二十五	二十六	二十七

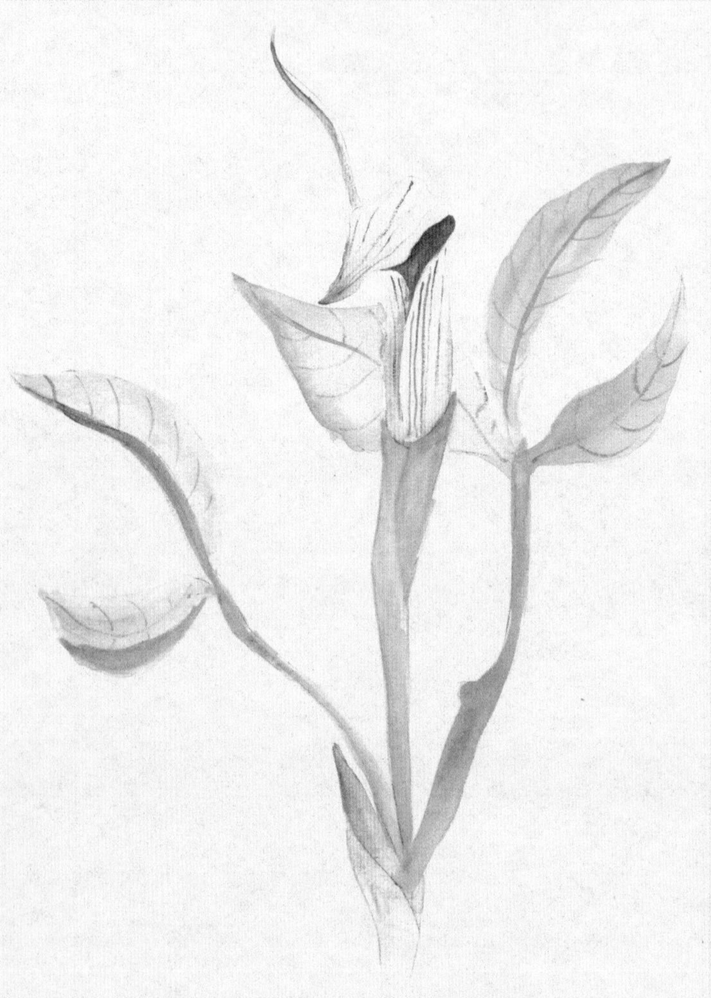

• 小半夏汤：半夏9克，生姜10克，用水煎煮，取汁100毫升，一次服下。此法可醒酒护肝。

二十八	二十九	三十

七月

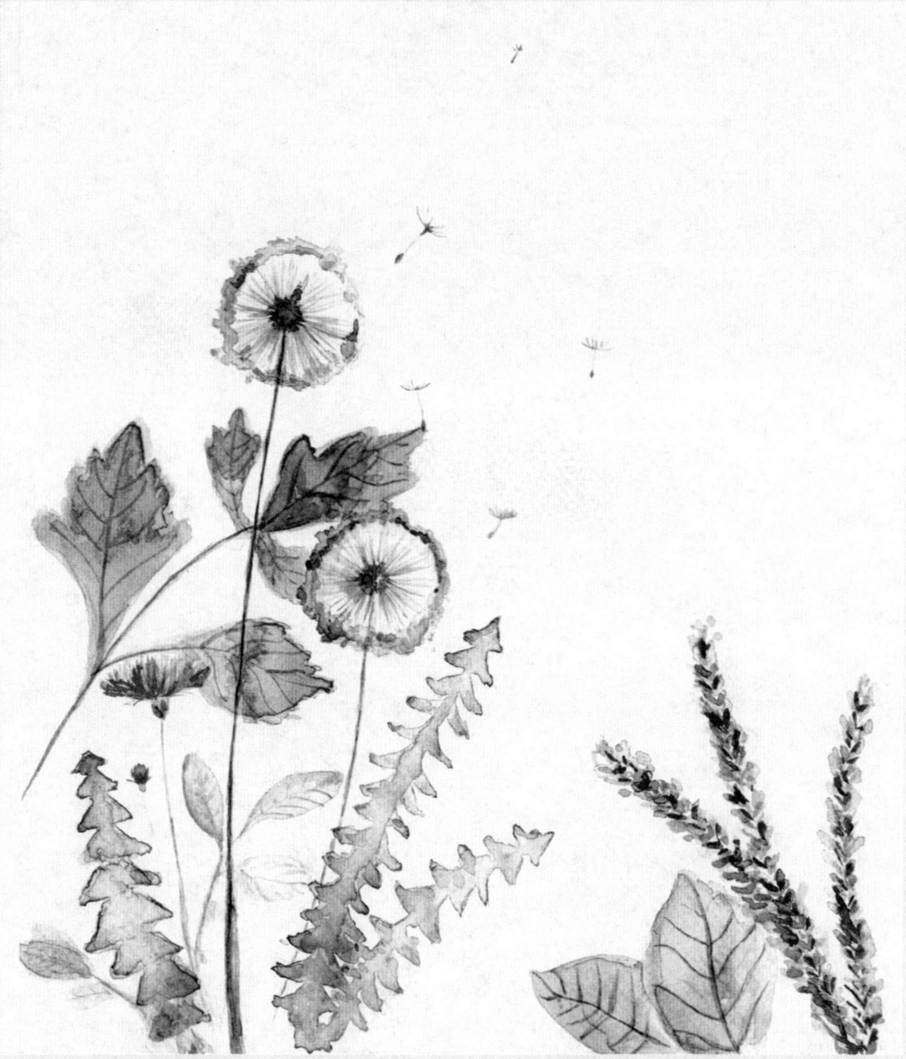

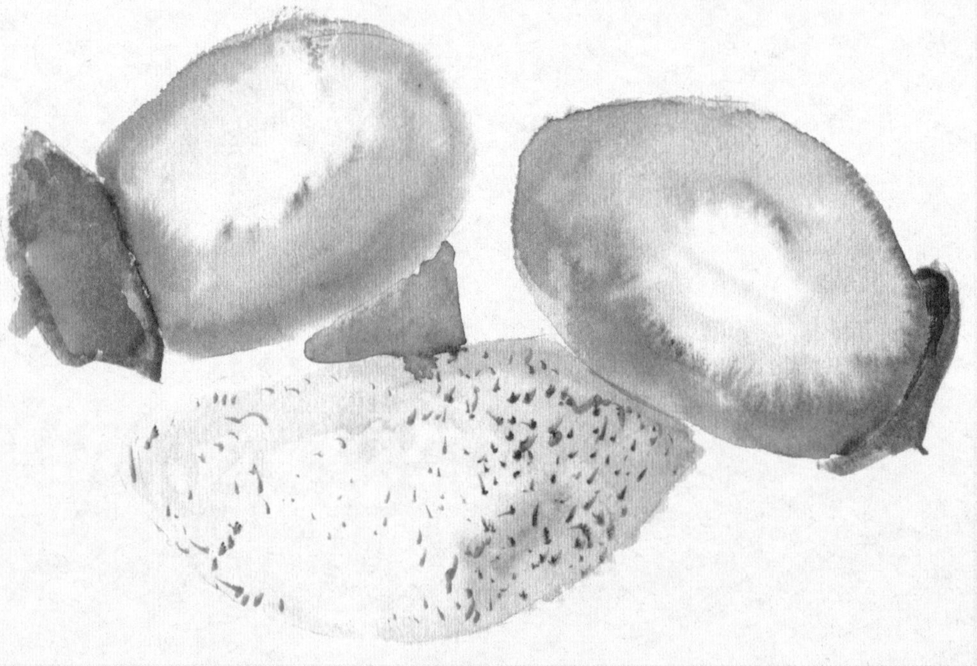

· 玳玳花猴头菇粥：取玳玳花 20 克，猴头菇 200 克，食用油、鸡精、白糖、盐各适量。将玳玳花洗净切片，再把猴头菇洗净、涨发、漂洗，切成小颗粒，放在砂锅中加水烧开，再加入鸡精、盐、食用油、白糖，撒入玳玳花，烧沸，直至猴头菇软烂即可食用。此法可理气消积、和胃利膈，对消化不良也有很好的食疗作用。

一	二	三

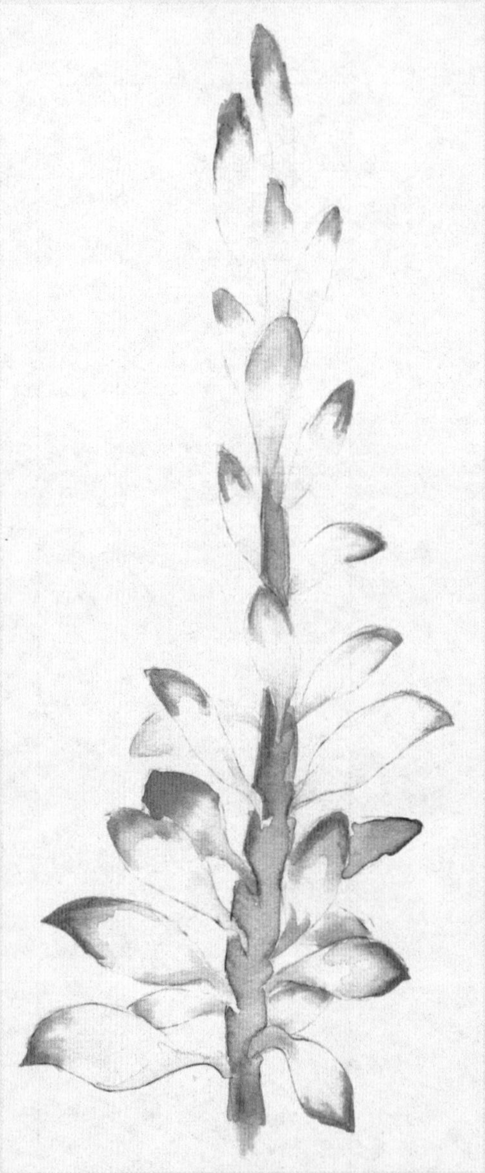

•白豆蔻花粥：取白豆蔻花3克、大米50克。将白豆蔻花洗净，再将大米煮粥。煮熟时将白豆蔻花加入，再煮2分钟即可。此法可清热解暑。

四	五	六

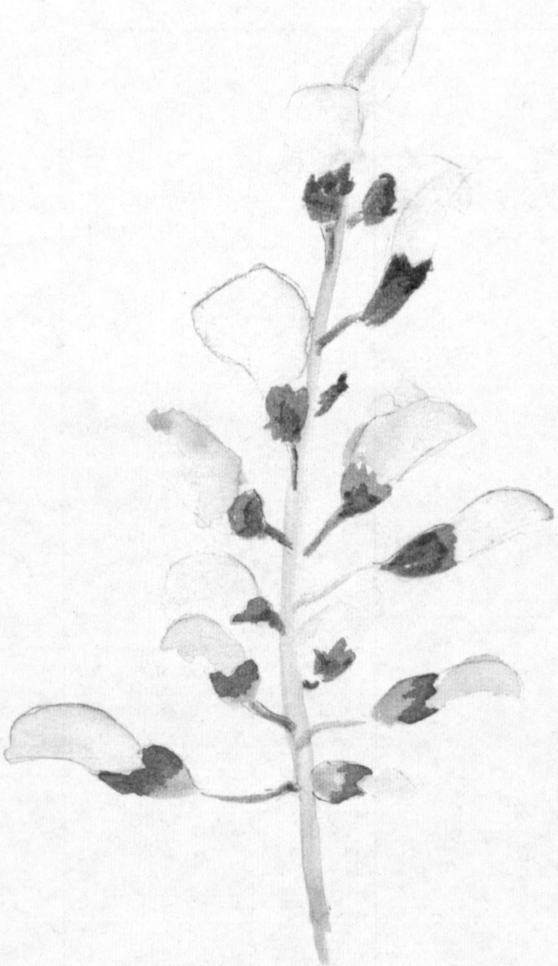

• 槐花粥：取炒槐花30克、马齿苋100克、粳米100克。将马齿苋放入沸水中焯过，切成碎末备用，槐花切碎。将粳米洗净，加适量水煮粥。待粥熟时，放入槐花末及马齿苋末，再用小锅煨，熬成粥即可。此法对于大肠癌引起的便血有很好的辅助治疗效果。

七	八	九

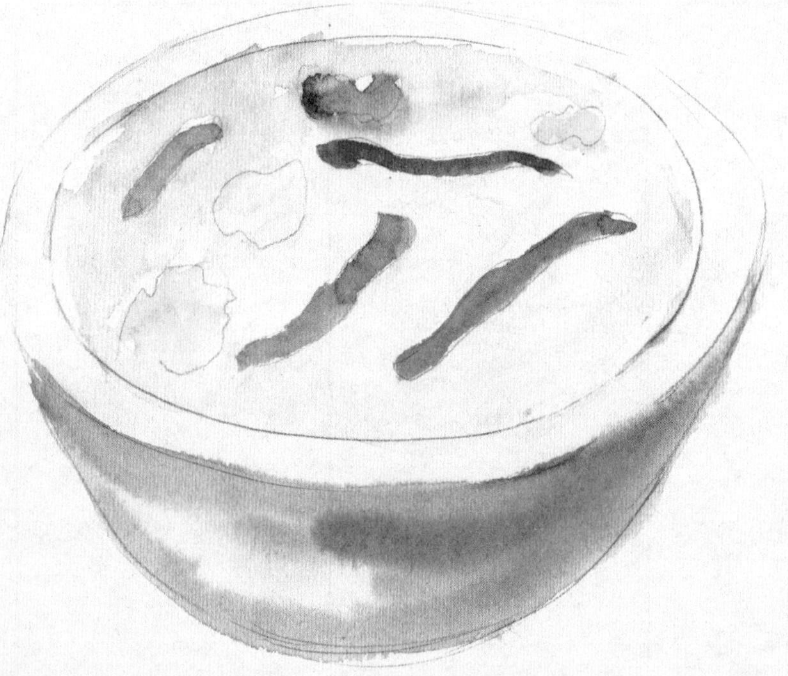

• 槐花猪肚汤：取猪肚500克，槐花30克，干木耳15克，花生油、精盐、味精各适量。先将猪肚用精盐擦一遍，去除上面的黏液，用清水洗净，切成小块。木耳用温开水浸软，去蒂，用清水洗净，沥干水分。这道汤里用的是槐花汁，就是将槐花择去杂质，用清水洗净，然后用清水大约900毫升煮花，煮至450毫升时去渣留汁备用。将猪肚放入煲内，加入清水2500毫升，用旺火煮沸，再把木耳、槐花汁倒入，煮至猪肚熟透，加入精盐、味精等，淋上花生油调味即可。此法可辅助治疗胃溃疡、痔出血。

十	十一	十二

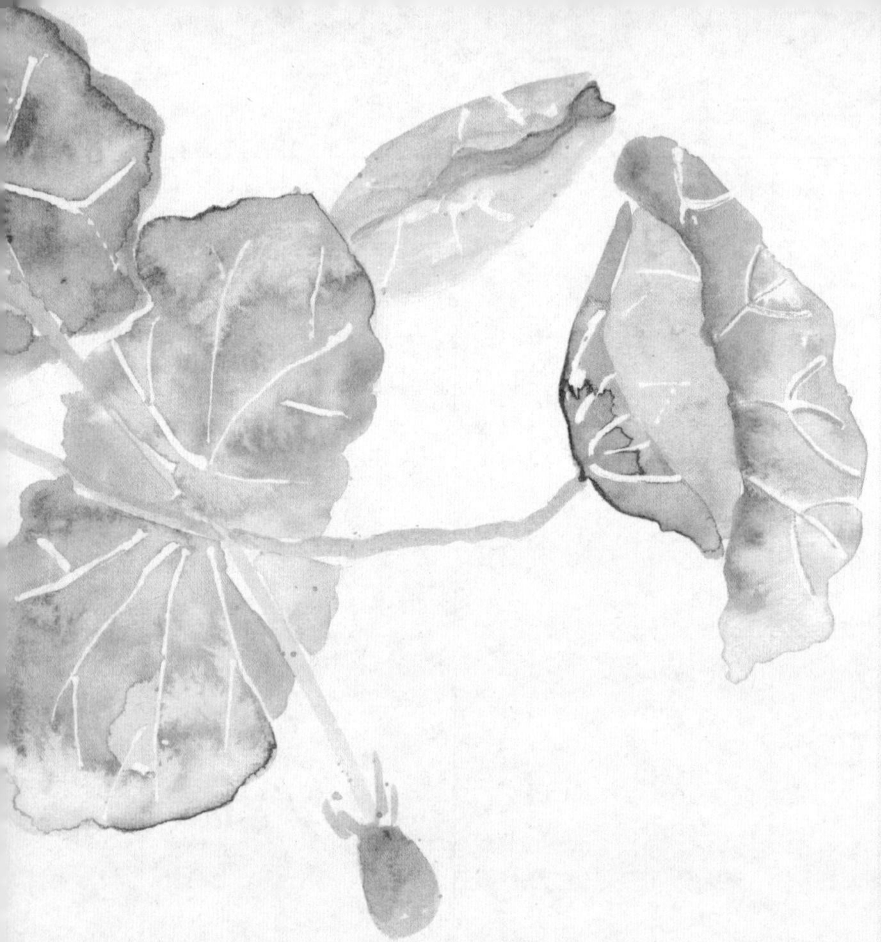

・荷叶茶：荷叶半张，七叶胆9克，剪碎荷叶后与七叶胆一起加水煮5分钟即可饮用。此法可保护肝脏，有减肥功效，还可以利尿、润肠通便。

十三	十四	十五

· 洛神花山楂茶：洛神花 30 克，山楂 60 克，川贝、陈皮各 15 克。将原料加水煮沸即可饮用。此法可刺激食欲、清凉解渴、清除高血脂。

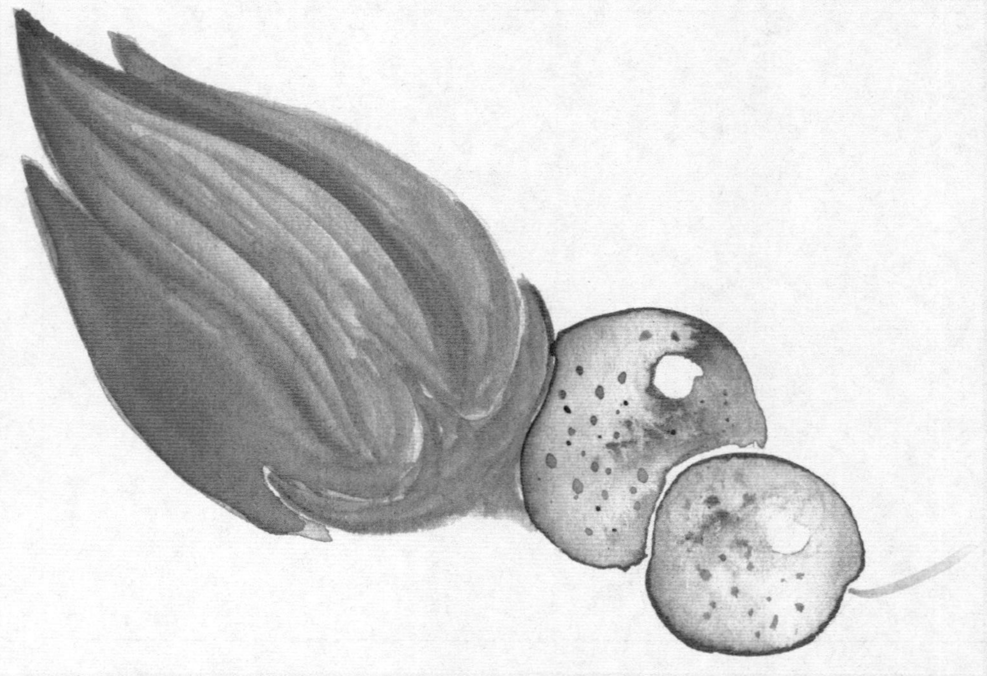

十六	十七	十八

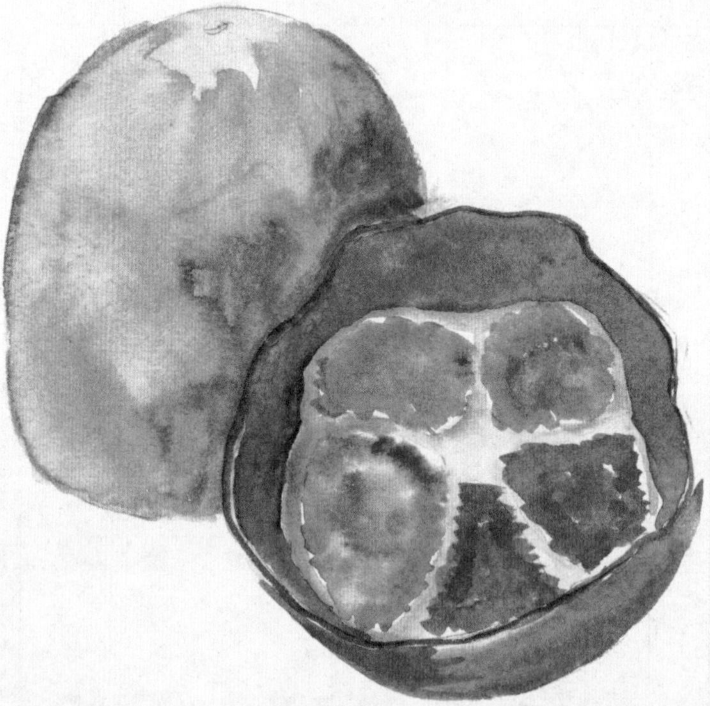

• 罗汉果茶：罗汉果1个，茉莉花3克。将罗汉果去壳加水煮5分钟，再放入茉莉花焖一下即可。此法可消胀化痰、去油解腻。

十九	二十	二十一

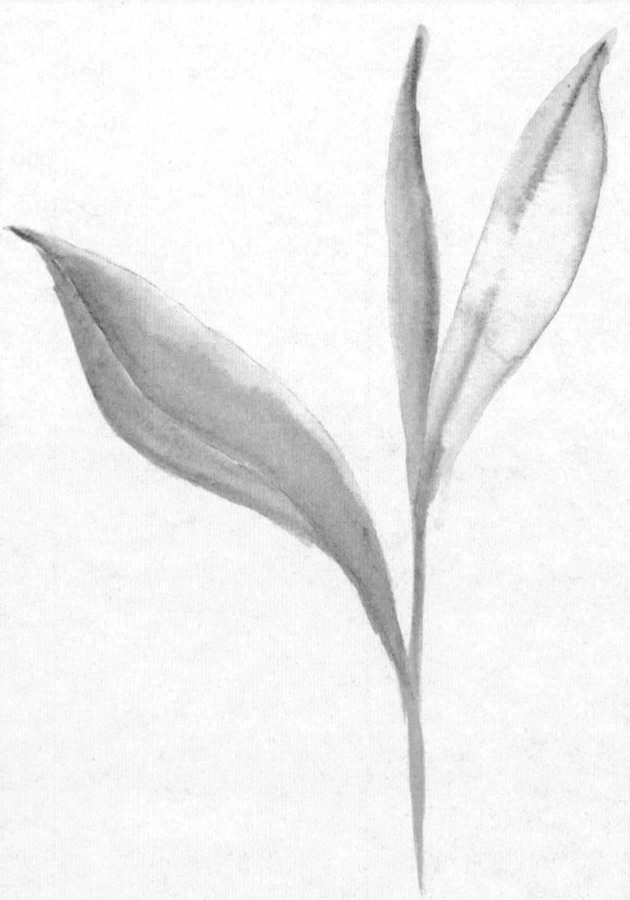

• 菊花普洱茶：菊花3克，普洱茶3克。开水冲泡即可。此法可分解脂肪、去火提神。

二十二	二十三	二十四

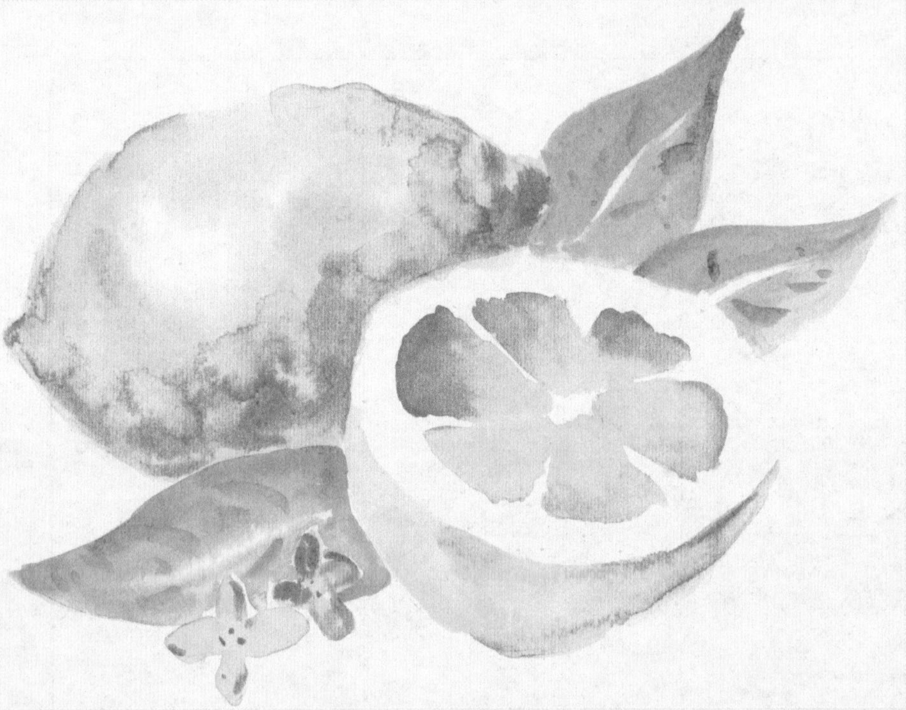

• 柠檬草桂花茶：柠檬草15克，桂花3克。柠檬草加水煮沸10分钟，加入桂花即可。此法可健脾健胃、滋润皮肤、化痰止咳。

二十五	二十六	二十七

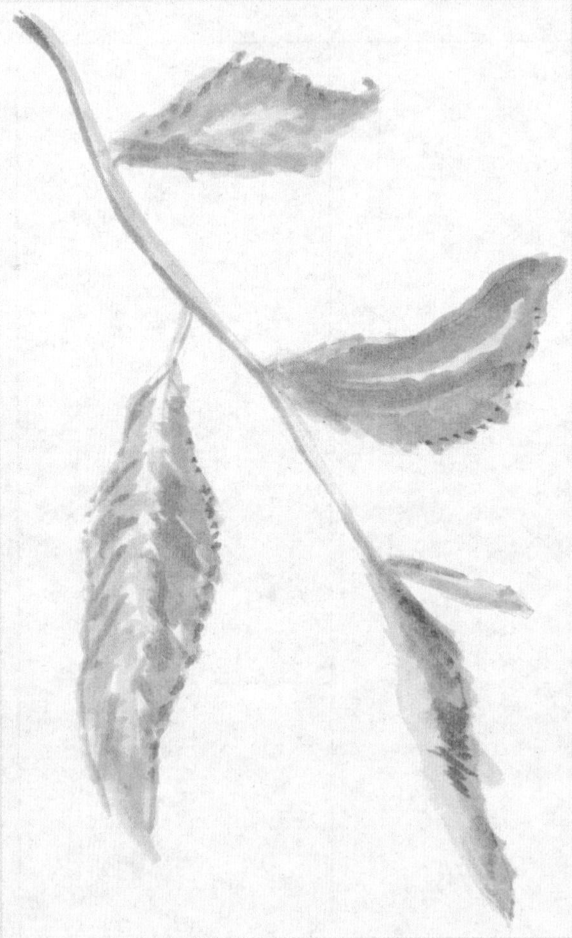

· 玫瑰绿茶：玫瑰花5朵，绿茶一包。开水直接冲泡即可。此法可护肝去油、净化肠道。需注意的是此款茶不适合孕妇饮用。

二十八	二十九	三十

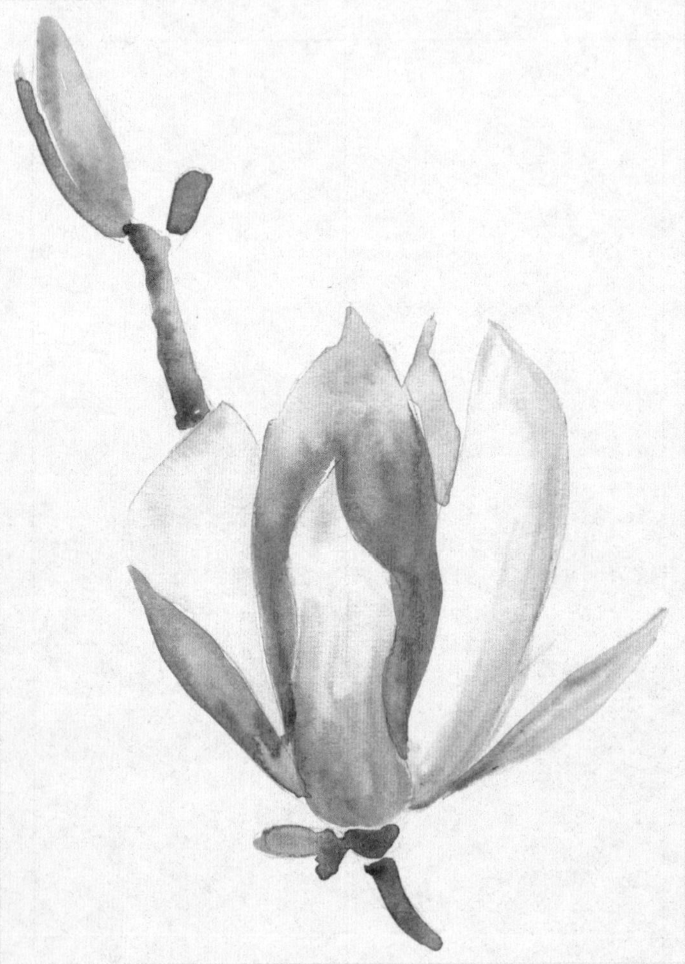

· 辛夷花茶：取3朵辛夷花，放入茶杯，沸水冲泡即可。此法可促进新陈代谢，美白肌肤，排毒养颜。

三十一

八月

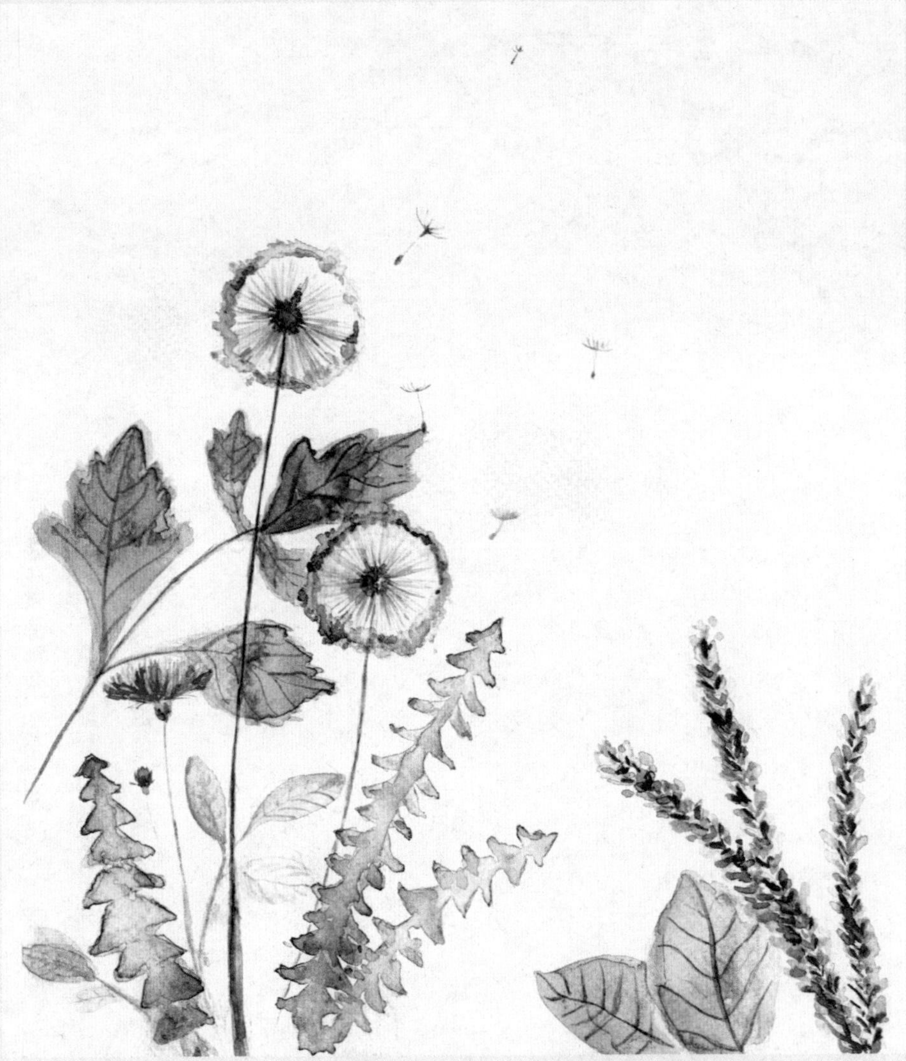

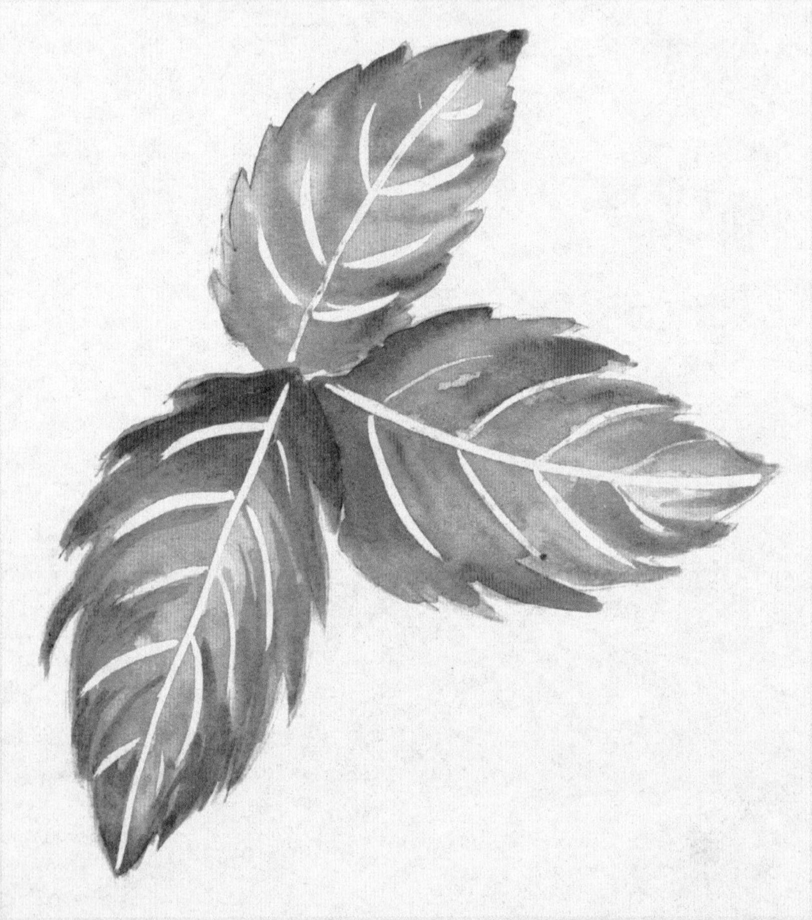

• 辛夷花紫苏叶茶：辛夷花6克，紫苏叶9克，加适量红糖，热水煮15分钟即可饮用。此法可泄肺气、通腠理。

一	二	三

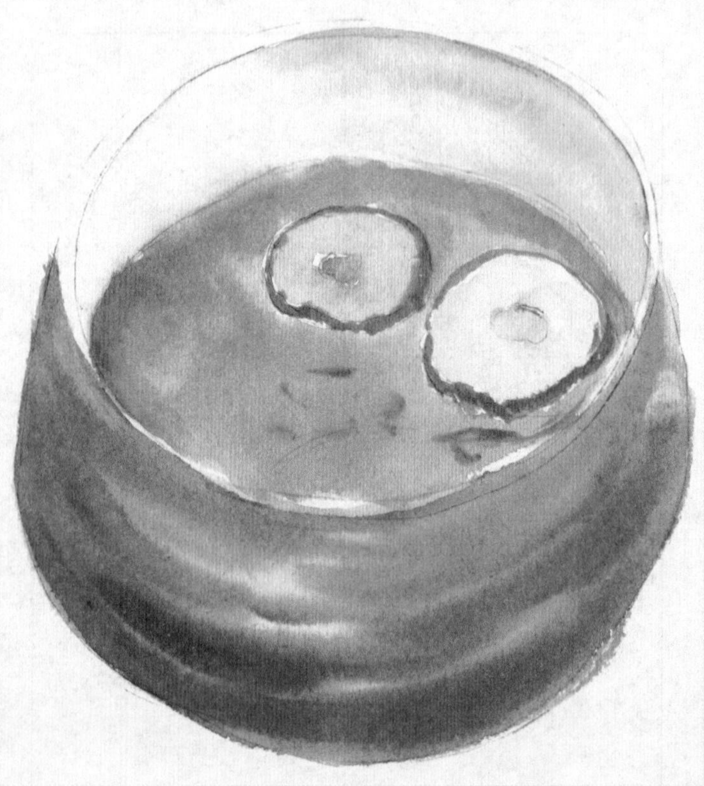

• 炒枣泡水：大枣 500 克，红糖或白糖适量。将大枣洗净，炒至外皮微黑，炒好后放入杯子以开水冲泡，每次 3 枚或 4 枚，可适量加糖，待水的颜色变黄后饮用。此法可消炎、镇痛、祛寒、养胃。

四	五	六

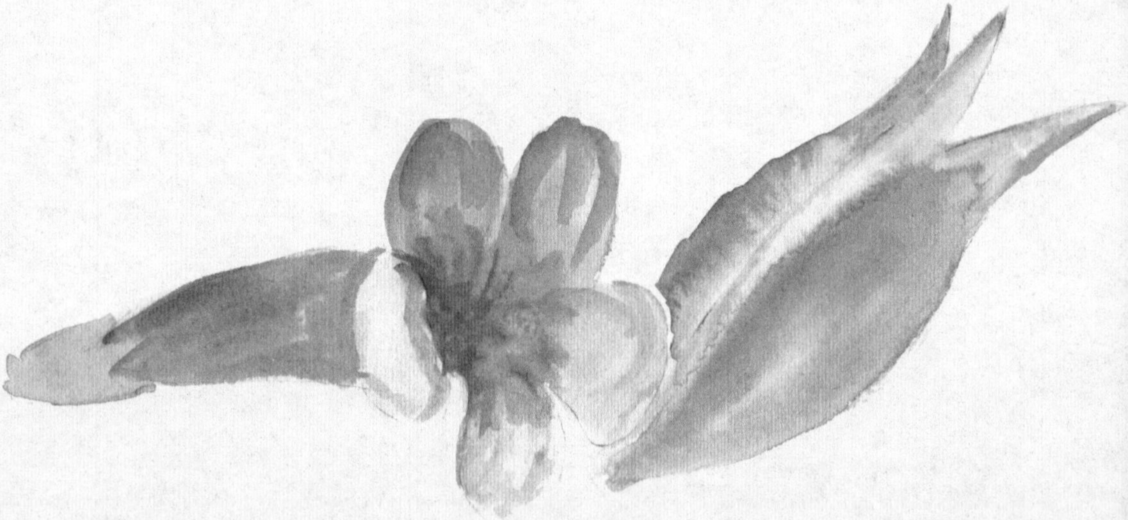

• 凌栀茶：取等量凌霄花和山栀子，将二者研成细末，混合在一起，饭后用淡茶水服用，每次服用6克，每日2次即可。此法可辅助治疗肺胃积热。

七	八	九

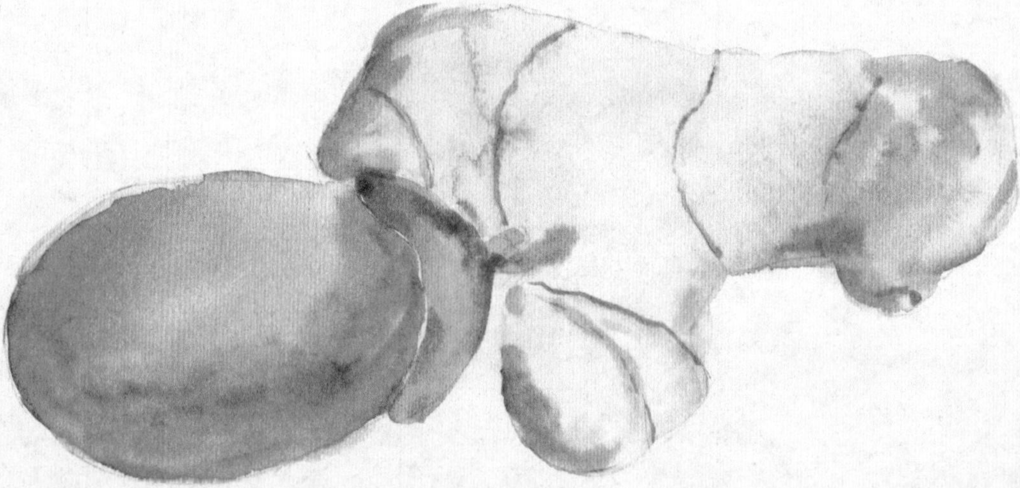

·玳玳花生姜茶：取3克玳玳花、3片生姜，冲入沸水，加盖闷一会儿即可饮用。此法可开胃止呕。

十	十一	十二

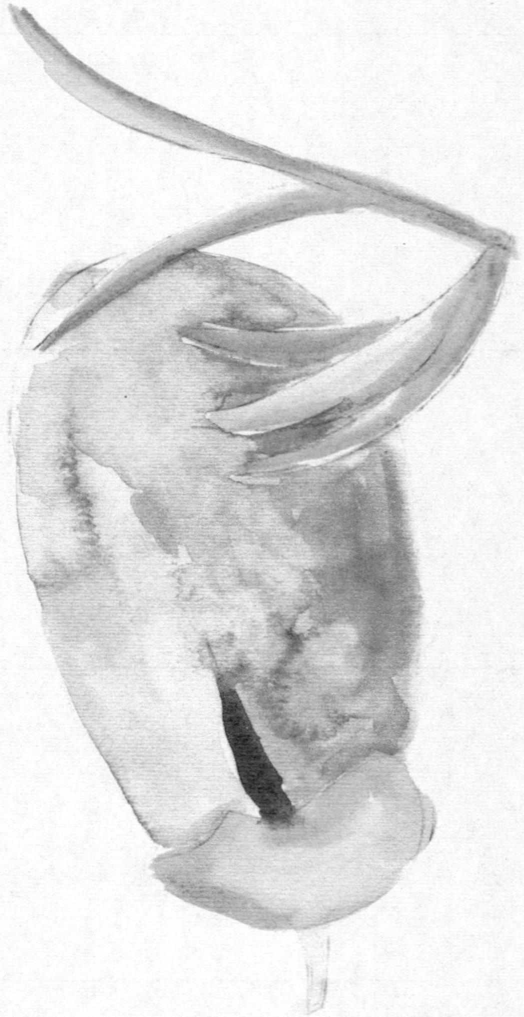

• 玳玳花绿茶：取玳玳花 10 克、绿茶 20 克，混匀，分 3 —5 次放入瓷杯中，用开水冲泡成茶即可。此法可调畅胃气。

十三	十四	十五

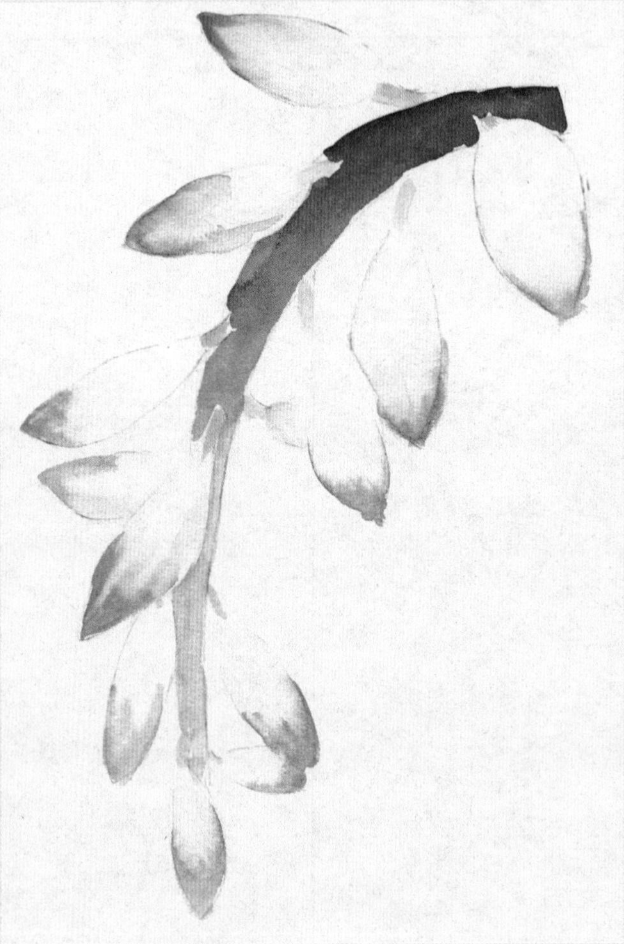

• 白豆蔻水：将煮沸的水凉凉，将洗净的白豆蔻花放入玻璃杯中，冲入凉凉的白开水，将瓶口密封，静置一夜，第二天，将沸水与前夜泡花的水兑在一起，加入适量蜂蜜就可以饮用了。此法可祛暑解热。

十六	十七	十八

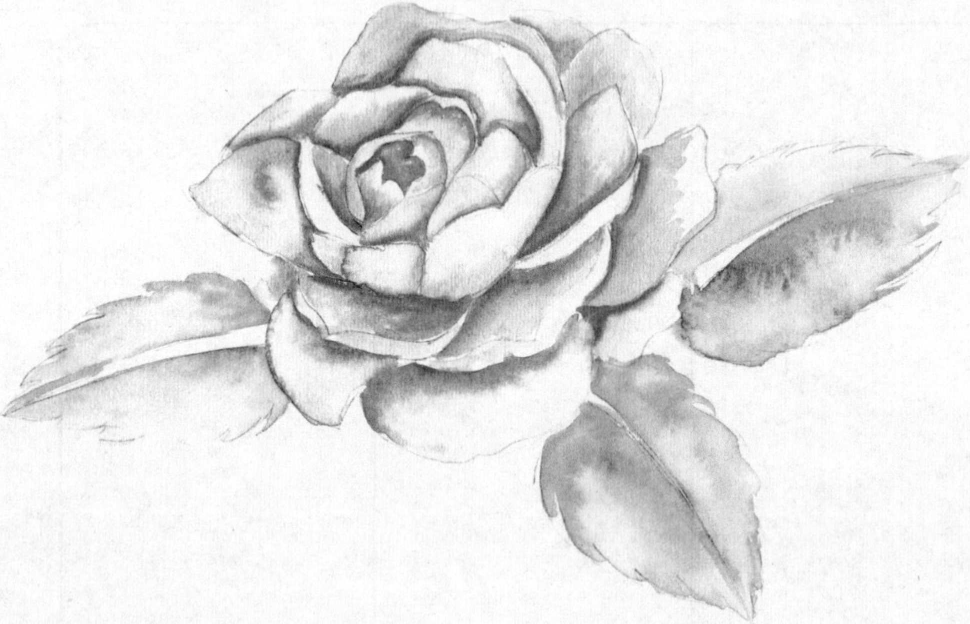

• 山茶花槐花饮：取山茶花、槐花各5克，混合在一起，放入杯中，用沸水冲泡，温浸片刻，代茶饮。此法可清热止血。

十九	二十	二十一

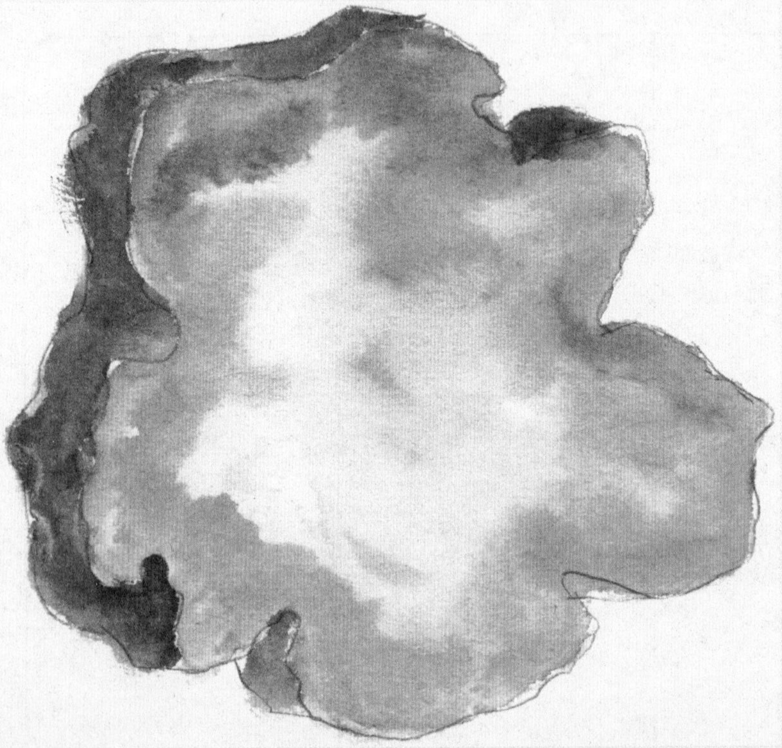

・槐花苁蓉茶：取槐花9克、肉苁蓉9克，将两者放入杯中，用开水冲泡，代茶饮。此法可润肠通便。

二十二	二十三	二十四

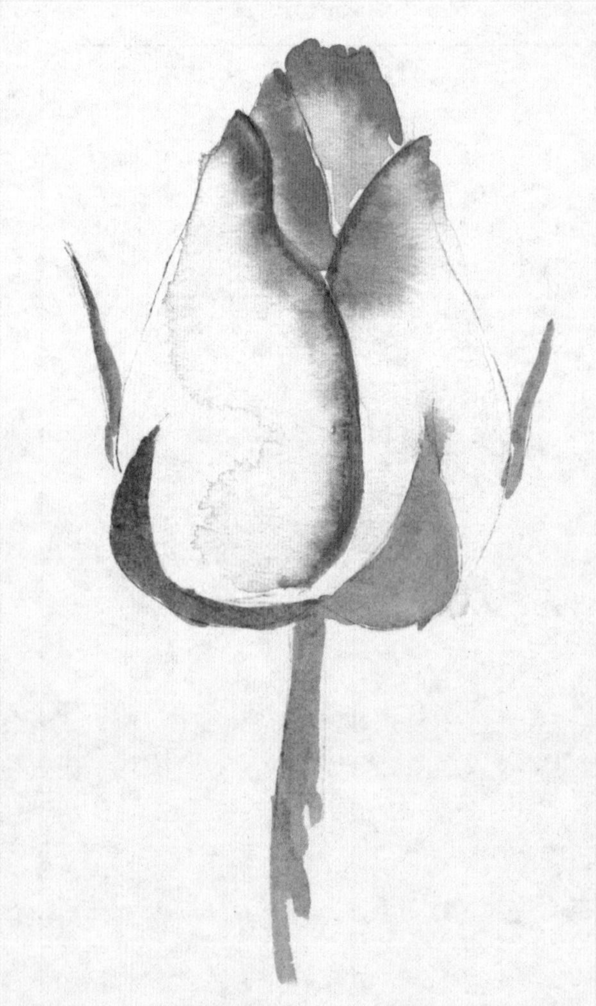

• 玫瑰水：取10克玫瑰花蕾，用开水泡5分钟即可，连喝一个月，可祛斑祛痘，美容养颜。

二十五	二十六	二十七

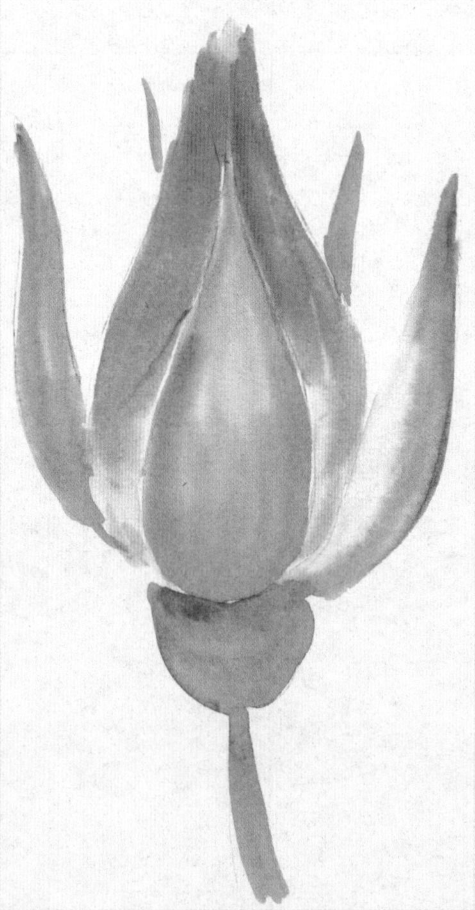

• 玫瑰露：选干玫瑰花蕾50克，洗净放在一边，分3次煮。第一次，在锅中放入500毫升水，将一小勺洗净的玫瑰花蕾放入锅中，小火慢煮，煮至玫瑰花蕾变色，捞起。第二次，再放入新的花蕾，煮至变色，再捞起，直至锅里的水只有一碗了，即可熄火。最后，将颜色鲜亮的玫瑰露倒入玻璃瓶中即可。用时，既可外用，又可内服，但最好使用前先放入冰箱内冷藏。内服时，用沸水冲泡饮用，也可加糖或蜂蜜调味；外用可在洁面以后，用玫瑰露拍打皮肤，此法可补血养气、滋养容颜、美白肌肤。

二十八

二十九

三十

三十一

半年调理心得

九月

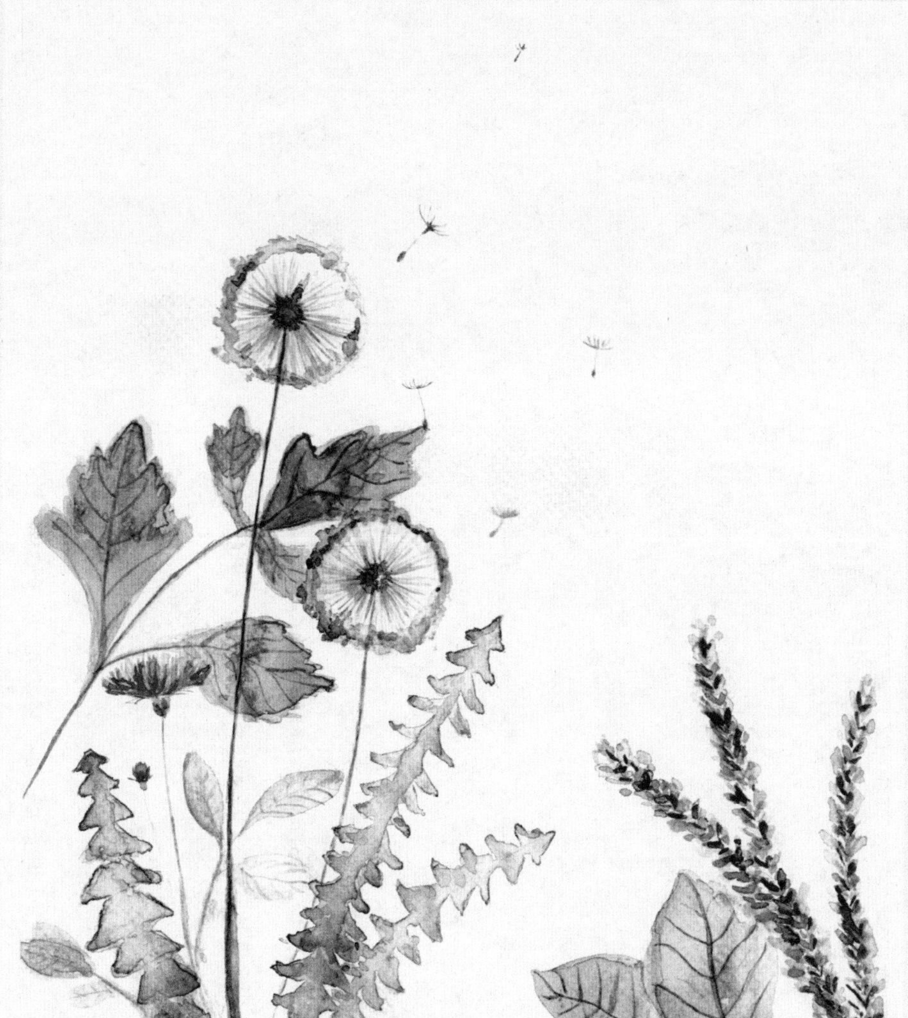

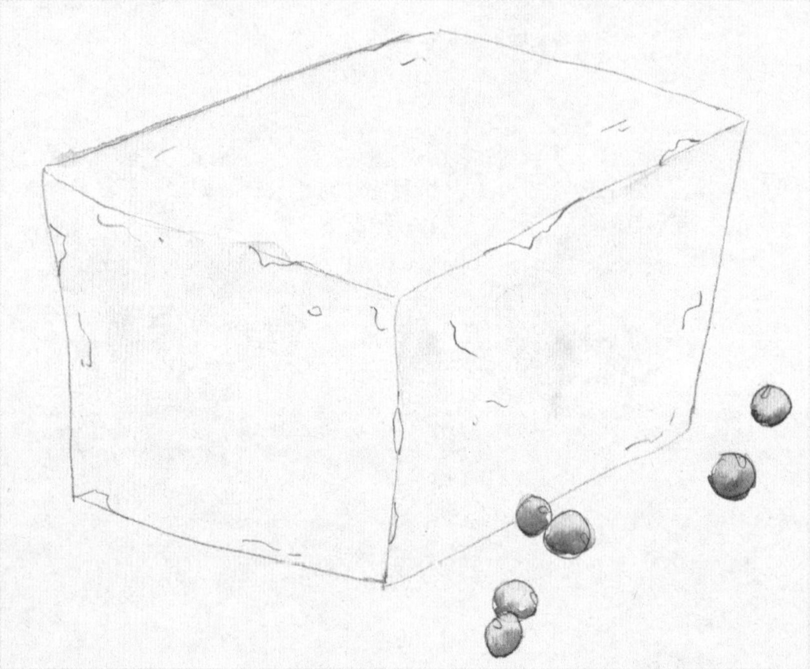

•丁香豆腐：豆腐200克，绿豆芽100克，植物油150毫升，海米、葱、姜各10克，清汤、料酒各10毫升，丁香粉1克，精盐、花椒油各适量。豆腐入笼蒸5分钟，凉透后切1小块，再对角划2刀，呈4个小三角形。把绿豆芽去根洗净，沥水。海米剁碎，葱、姜切末。旺火热锅，倒油，油七成热时，放入豆腐炸至金黄色。另取砂锅，加油烧热，加入葱姜末，炒出香味，倒入绿豆芽、丁香粉，加精盐翻炒，倒入料酒、豆腐、海米末，加清汤翻炒，淋上花椒油即可。此法可暖肾助阳、清热解毒、软化血管、降脂减肥、美容祛斑。

一	二	三

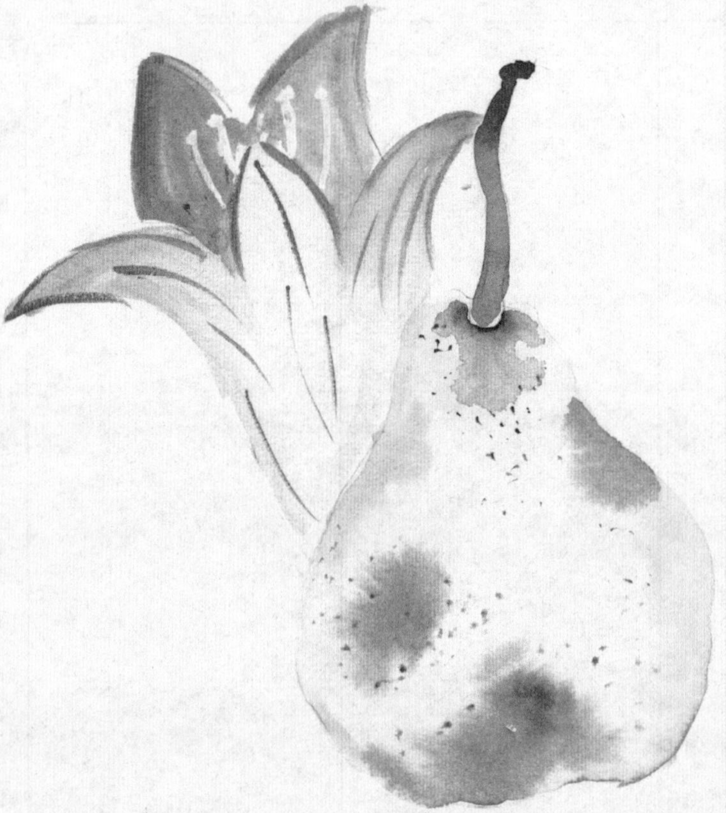

• 百合花雪梨羹：取百合花 15 克、荸荠 6 克、雪梨一个、冰糖适量。百合花去除杂质洗净，荸荠洗净削皮，雪梨洗净去核。将百合花、荸荠、雪梨一同放入锅中，加适量水和冰糖，煮熟至雪梨肉烂即可。此法可润肺生津、清除肺热、通便润肠，但寒性体质的人最好不要食用。

四	五	六

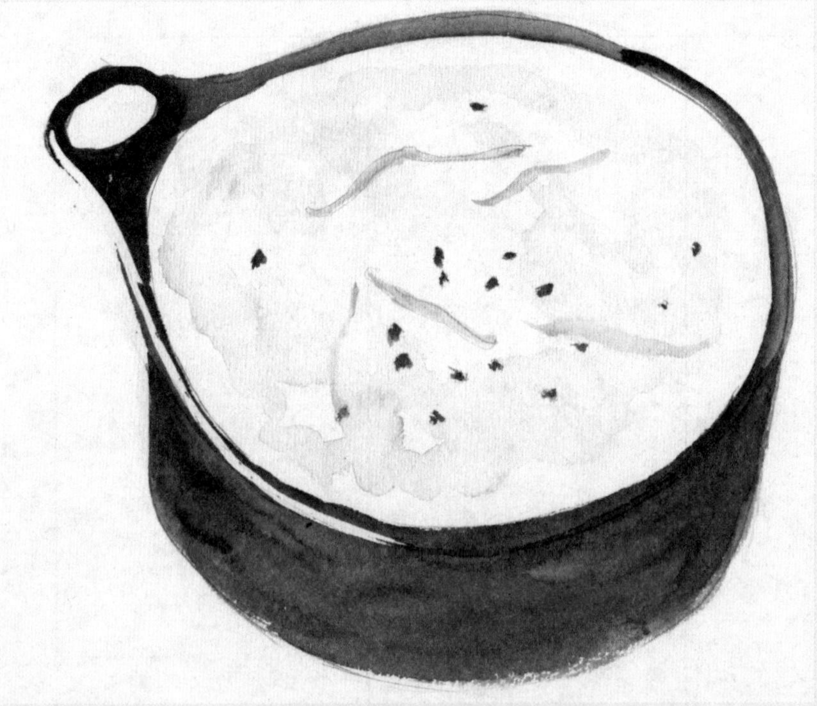

·菊花决明子粥：取10克菊花、15克决明子、50克粳米。把决明子放入锅中炒至微香取出，待冷却后与菊花煎汁。去渣取汁，放入粳米煮粥，煮开后即可服用，每日一次，7日一个疗程。此法可清肺明目。

七	八	九

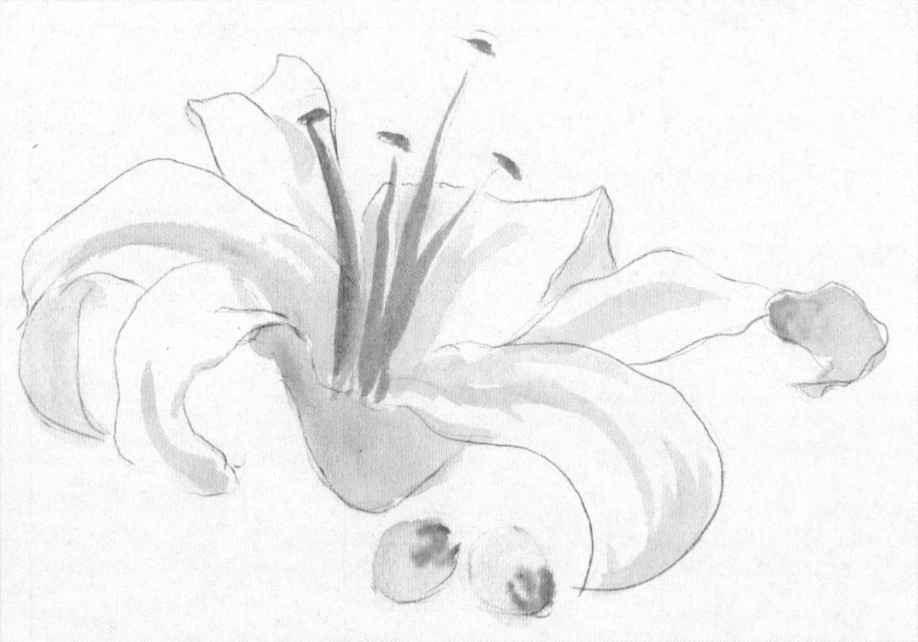

• 百合莲子粥：取10克薏米、20克百合、10克莲子。煲粥时，将薏米跟莲子一起煮，半小时后放入百合，继续熬制，等薏米煮烂后即可。此法可起到美容养颜的作用。

十	十一	十二

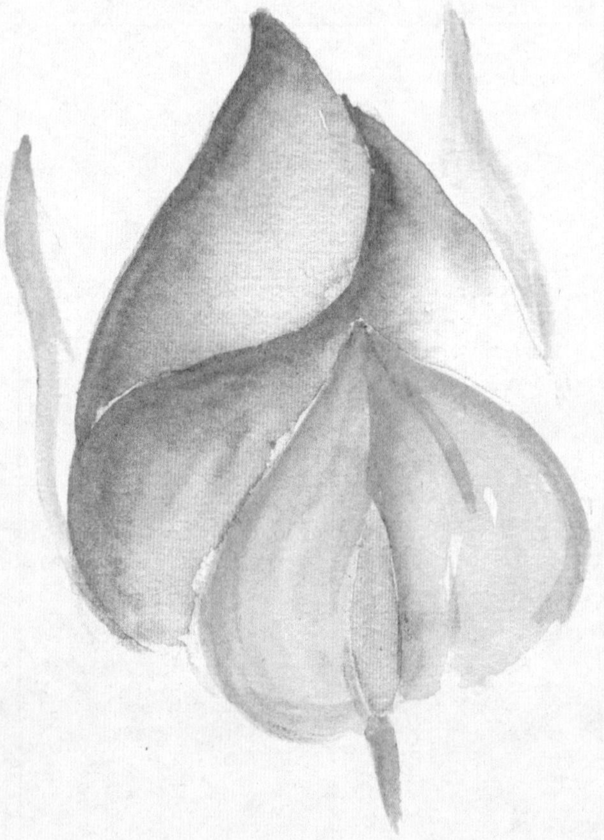

·玫瑰花粥：用新鲜粳米熬粥，煮熟后加入适量小玫瑰花蕾，待粥熬成粉红色即可食用。此法可养颜美容，使肌肤更加细腻有致，也具有镇静、安抚情绪和抗忧郁的功效。

十三	十四	十五

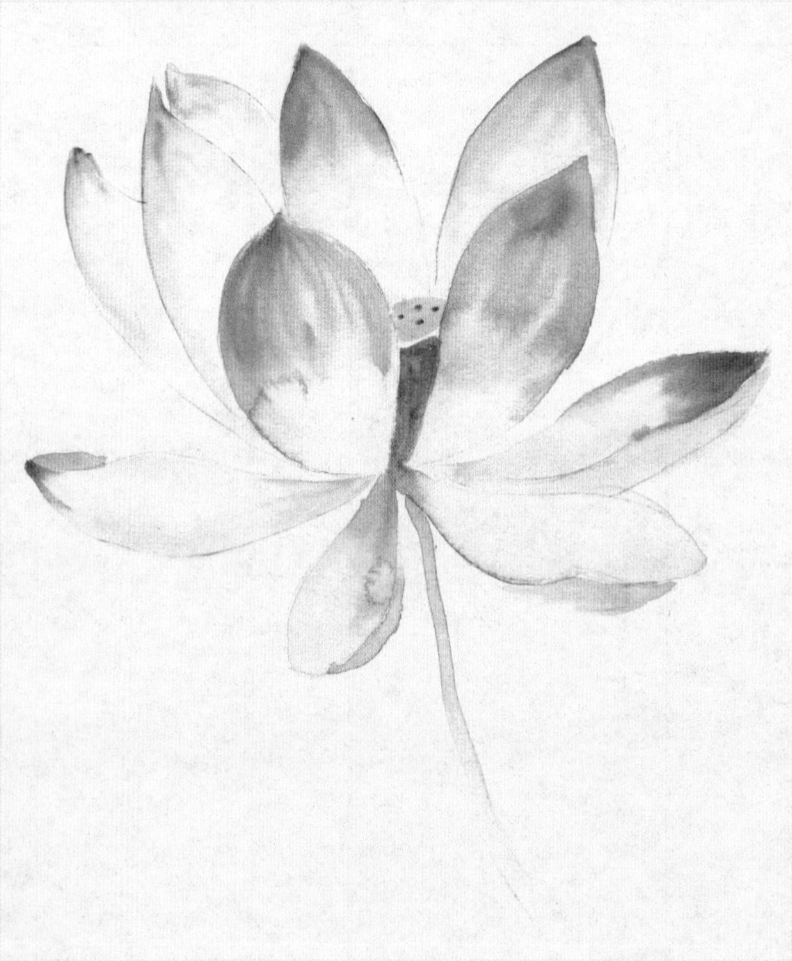

• 荷花粥：荷花盛开时采取花瓣，阴干切碎备用。取100克粳米煮粥，待熟时加入荷花15克，煮一二开即可。此法可使面色红润、皮肤细腻光滑，延缓衰老。

十六	十七	十八

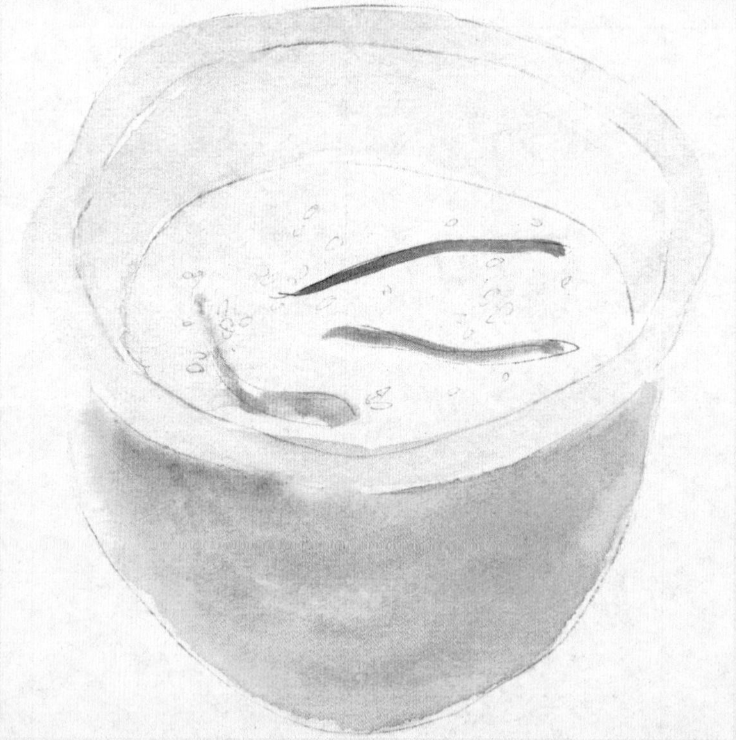

·菊花粥：霜降前，取菊花去蒂晒干，研成细粉。取粳米100克煮粥，待熟时放入菊花15克，煮一会儿即可。此法可美容养身、抗老防衰。

十九	二十	二十一

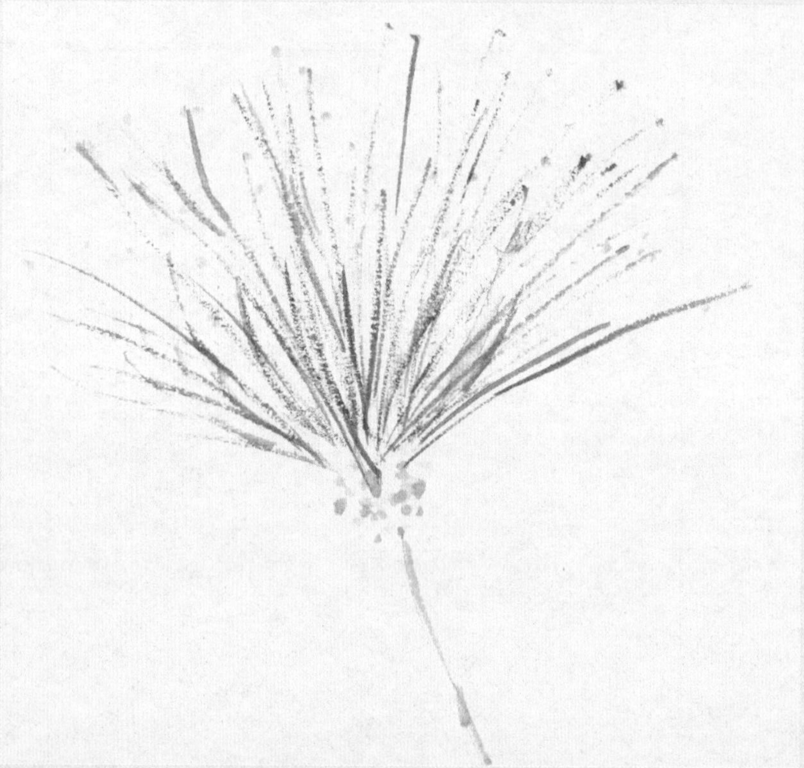

• 合欢花粥：取干合欢花 30 克（或鲜合欢花 50 克）、粳米 100 克、红糖适量，加水 500 毫升，煮至粥稠即可，睡前温服。此法可强身安神、美容养颜。

二十二	二十三	二十四

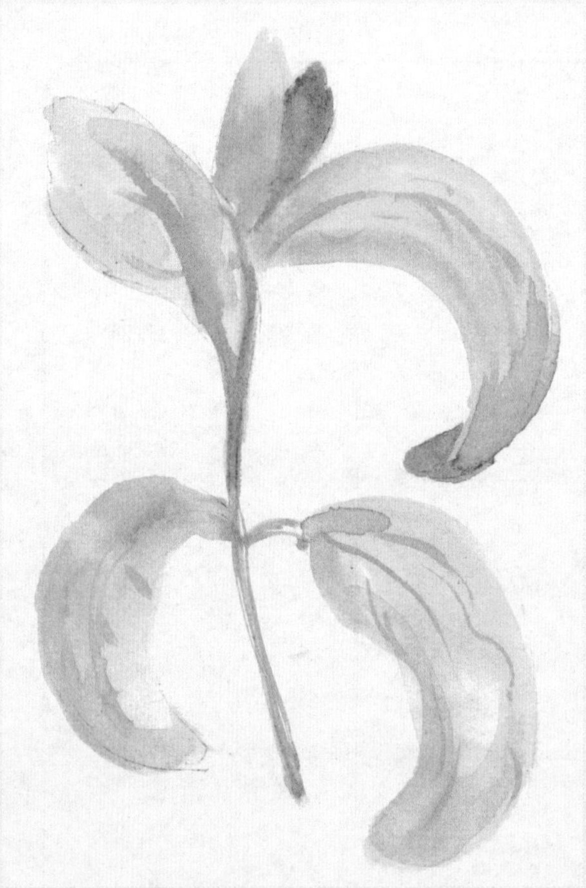

- 冰糖薄荷茶：选取薄荷叶 5—10 片，冰糖或者蜂蜜、果汁适量。将薄荷叶用冷水洗净后放到茶杯中，加热水 200 毫升，加盖 15—20 分钟至茶香散出，等凉的时候根据个人喜好加入冰糖、蜂蜜或者果汁，可以使茶的口感提升。此法可刺激食物在消化道内的运动，尤其适合肠胃不适或者吃了过多油腻的食物后饮用。

二十五	二十六	二十七

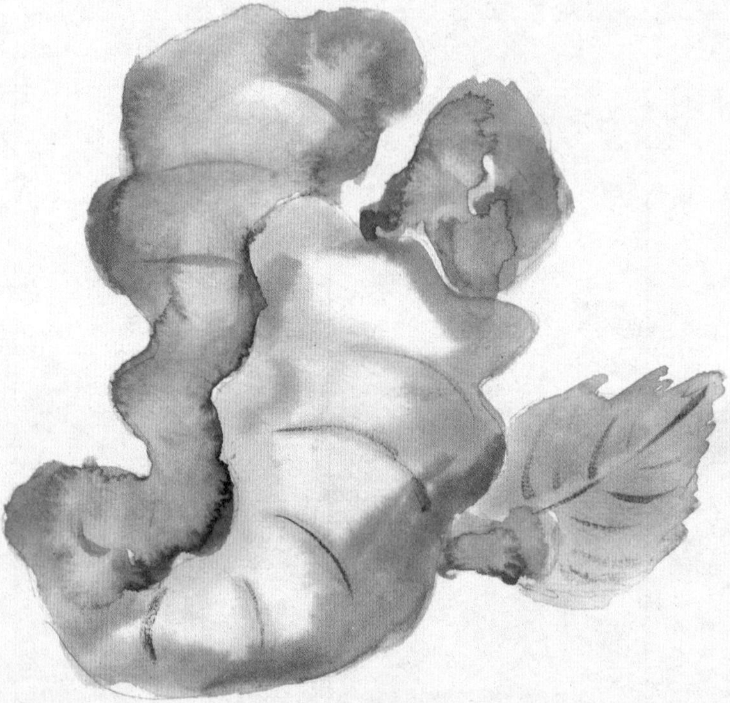

- 姜苏茶：取生姜和苏叶各3克。将生姜切成细碎的小丝，将苏叶洗干净备用。将生姜和苏叶用开水冲泡10分钟左右即可饮用，一天喝两次。姜苏茶对于感冒头疼、风寒发热症状具有很好的辅助治疗效果，对呕吐、胃胀胃疼等症状也能起到一定的辅助治疗作用。

二十八	二十九	三十

十月

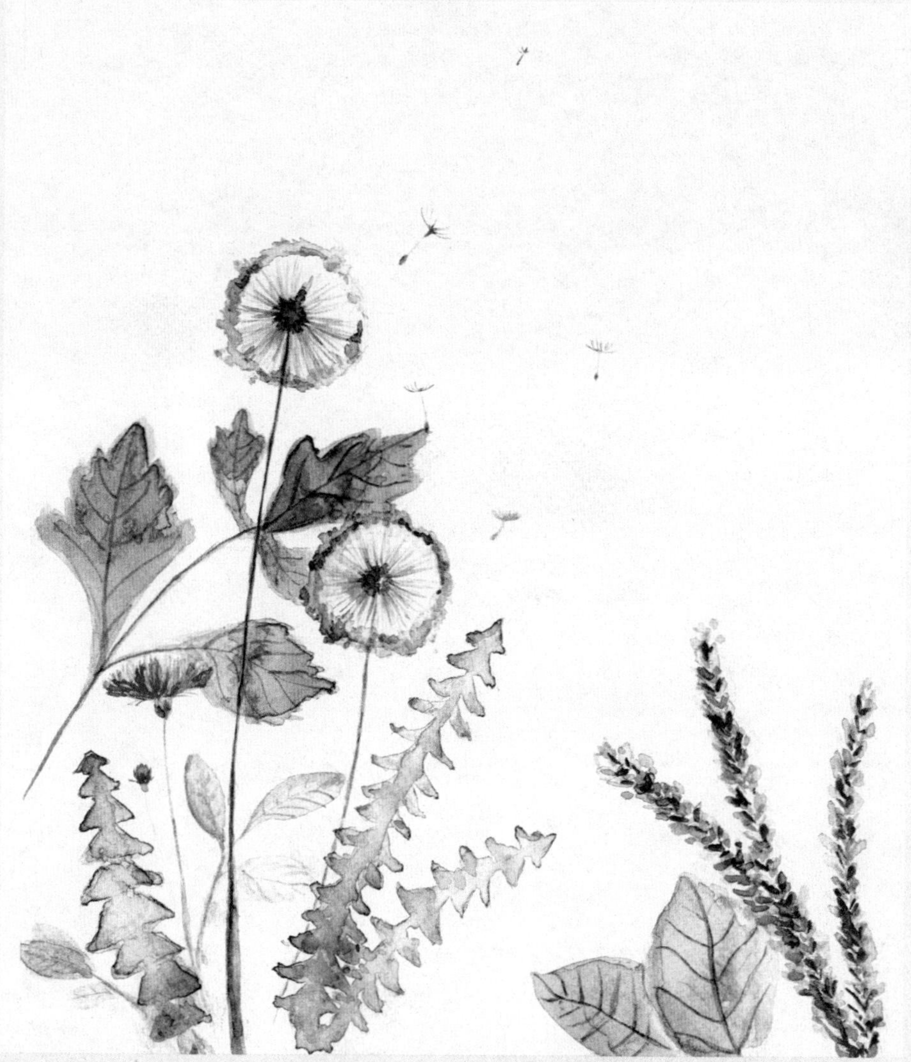

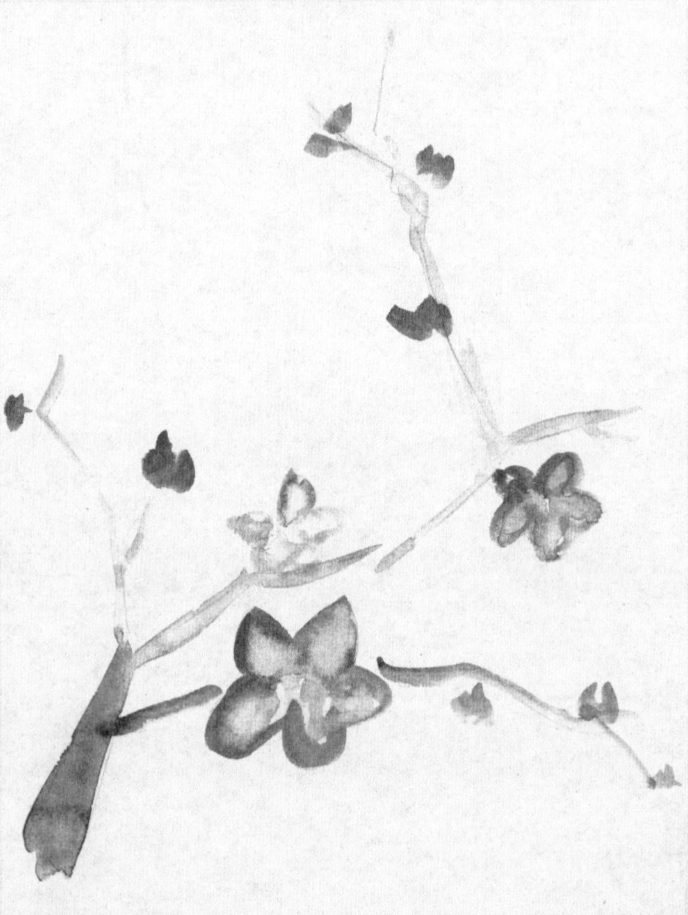

• 梅花粥：将100克粳米煮粥，待熟时加入梅花10克，再煮一二开即可食用。此法可开胃养颜。

一	二	三

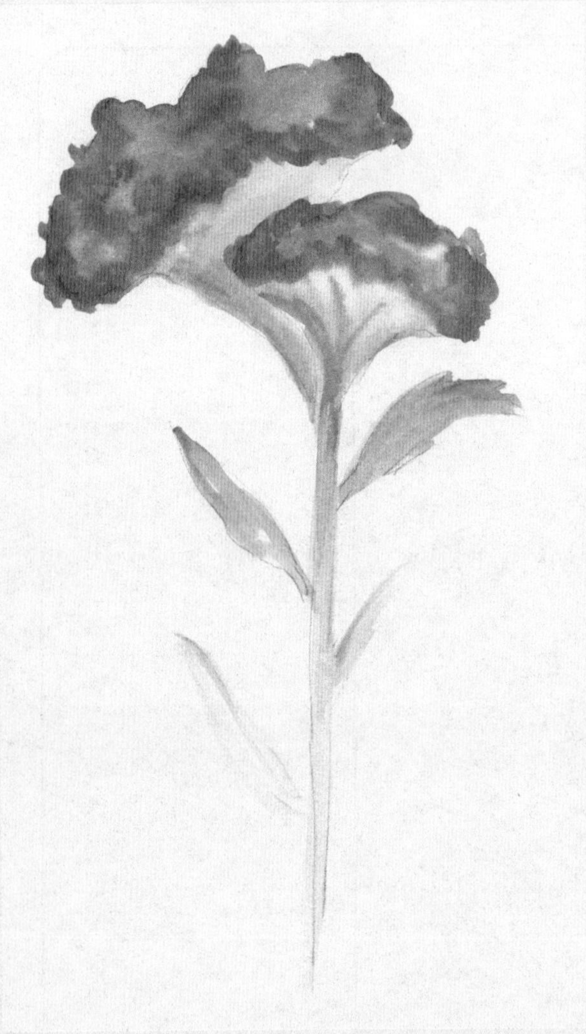

- 鸡冠花蛋花汤：取红鸡冠花3克、鸡蛋2个。将红鸡冠花放入锅中，加水2碗，煎至水量减半时去渣，再将鸡蛋打入锅中搅拌均匀，烧开即可食用。此法清热凉血，对于血热崩漏、吐血、便血有很好的辅助治疗效果。每日1次，连服7日即可。

四	五	六

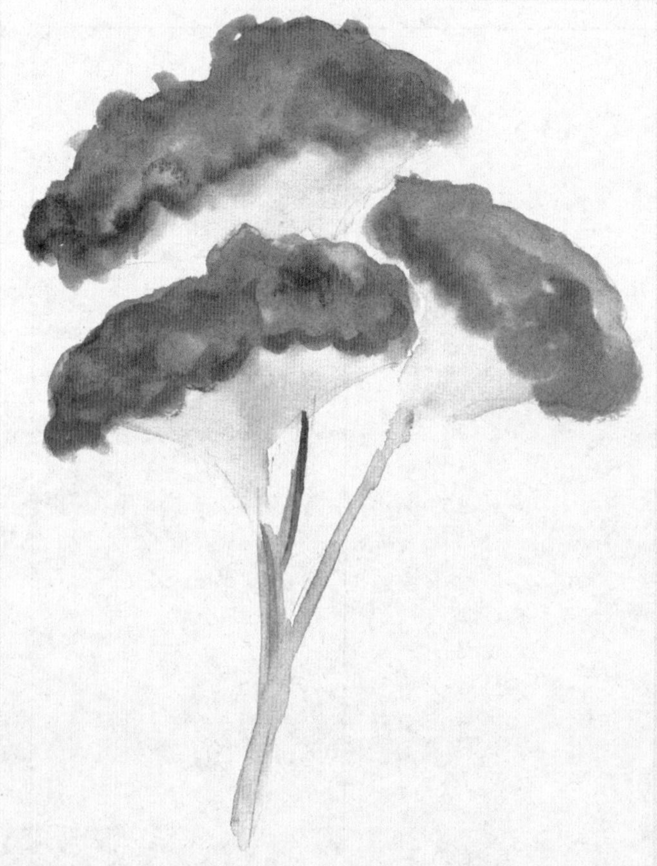

• 鸡冠花皮蛋粥：取白鸡冠花50克、皮蛋2枚、粳米100克。将鸡冠花洗净沥干切碎后，放入纱布袋中，扎紧袋口。剥好皮蛋，切成蚕豆大小。将粳米淘洗干净，与鸡冠花药袋一起放入砂锅，加适量水，大火煮沸后，改小火煨煮40分钟，粳米熟烂后，把药袋取出，倒入切好的皮蛋，拌匀，继续用小火煨煮至粳米软烂、黏稠即可。此法可凉血止血，对血热型功能性子宫出血尤为适宜。

七	八	九

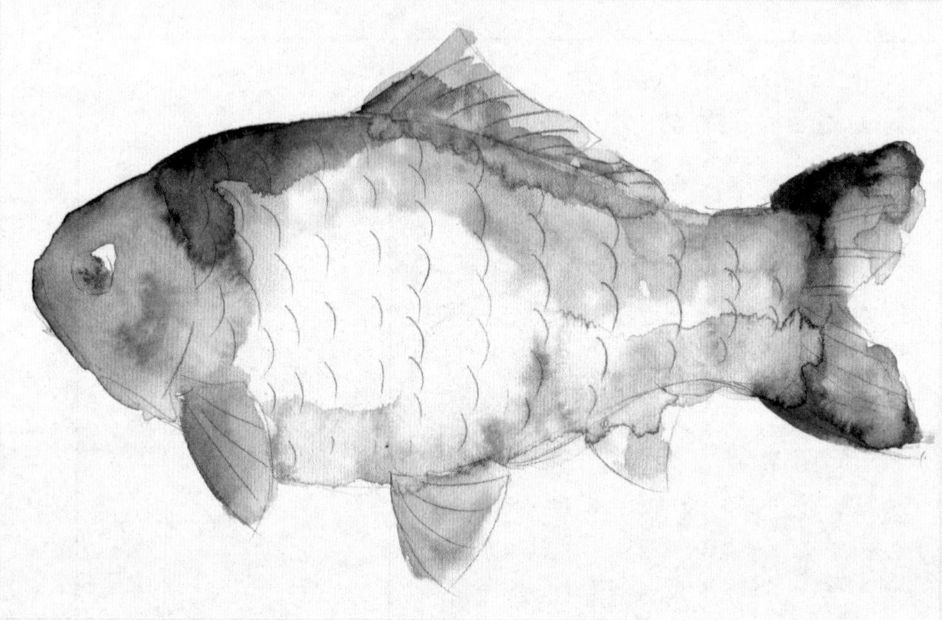

• 砂仁茵陈鲫鱼汤：取砂仁花5克、茵陈30克、鲫鱼500克、生姜3片，盐、味精、料酒各适量。将茵陈加水煎，水开5分钟后滤取汁液，将鲫鱼切断，与砂仁花一起放入煎过的药汁中，加入生姜、盐、味精、料酒，待鲫鱼酥烂即可食用。此法不仅有安胎的功效，还能健脾化湿。

十	十一	十二

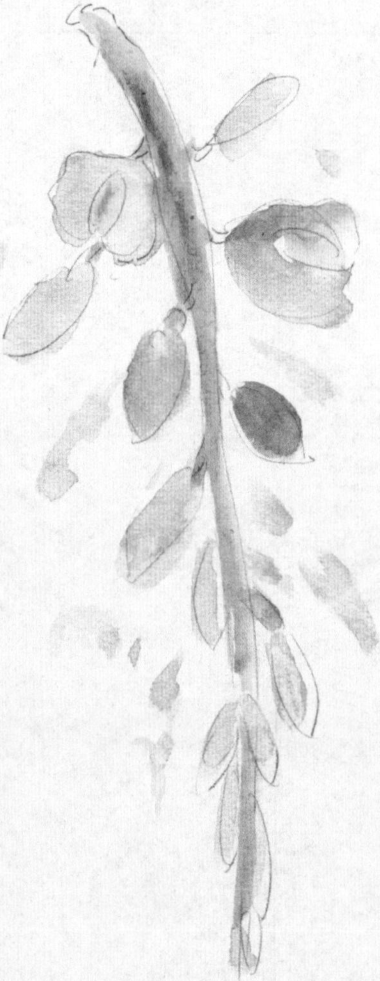

• 葛花瘦肉汤：取葛花 15 克、扁豆 50 克、淡菜 150 克、猪瘦肉 500 克、生姜 3 片、食盐适量。各材料分别洗净，把扁豆、淡菜、猪瘦肉、生姜切好，葛花用纱布包好，所有材料一同下锅，加入适量水煲汤。待汤煲沸后，改文火煲一小时。随后，取出纱布包，加入适量食盐调匀即可。此法可醒脾清肺。

十三	十四	十五

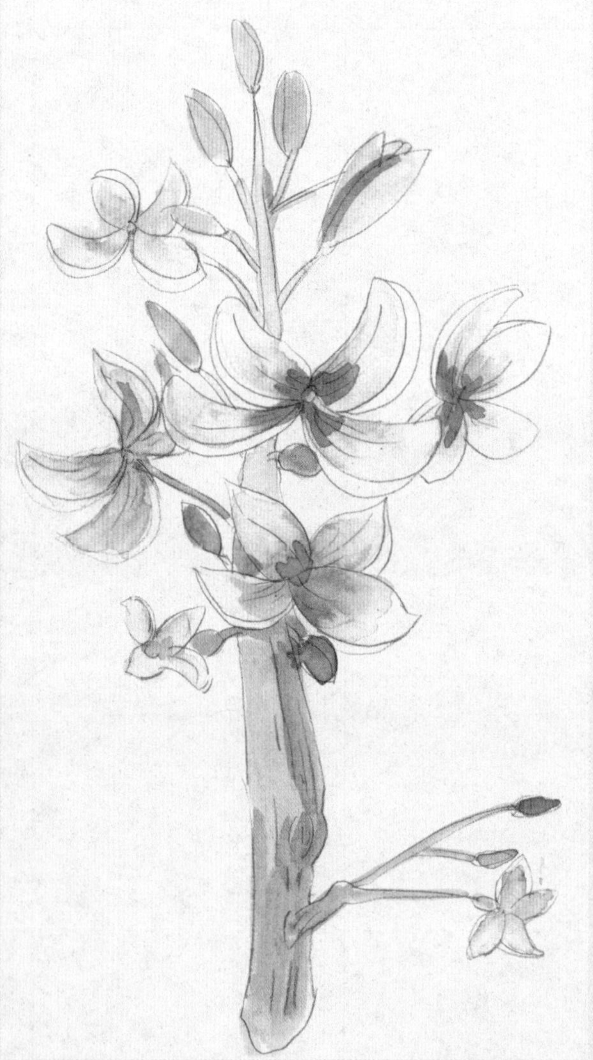

· 丁香花茶：丁香、吴茱萸各 15 克，共研细末后加入甘蔗汁、生姜汁适量，加水 200 毫升，调成茶饮。此法可温胃暖腹、去痛祛风。

十六	十七	十八

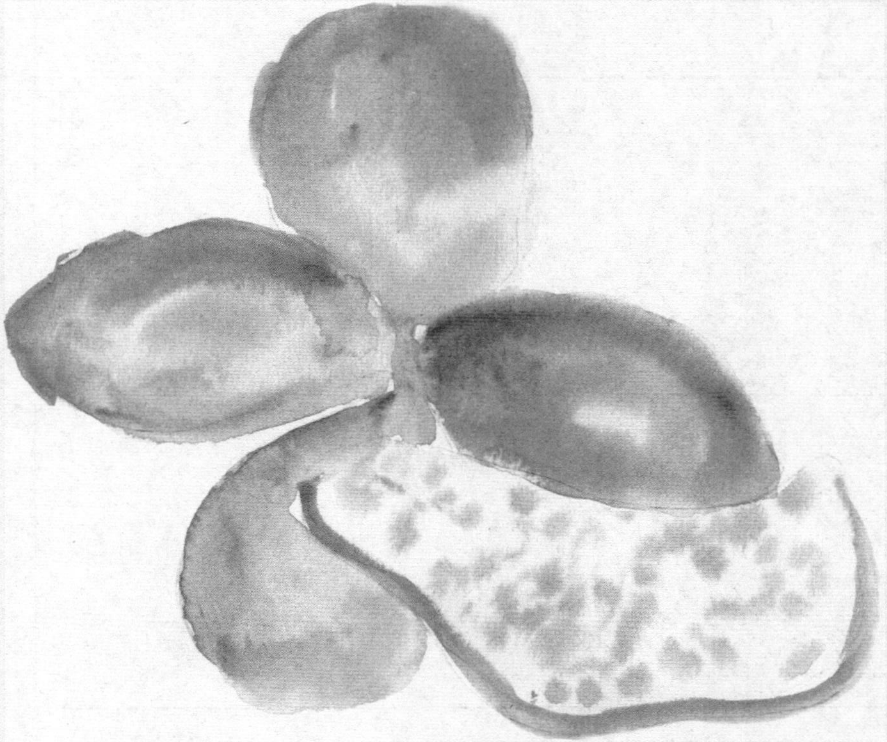

· 丁香橘皮饮：取丁香3克、橘皮6克，锅中加适量水，放入丁香、橘皮，煎煮30分钟后即可饮用。此法可辅助治疗胃寒呕吐。

十九	二十	二十一

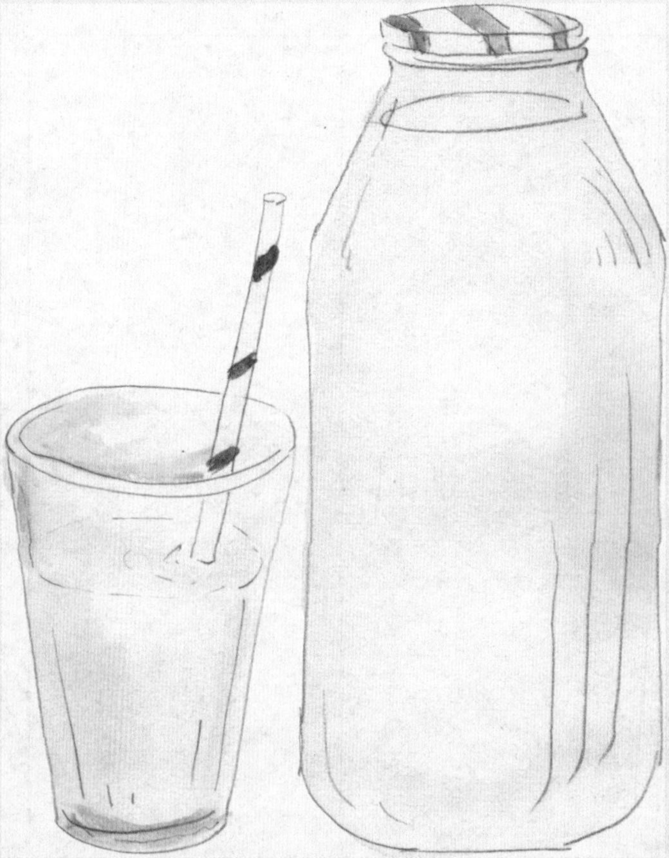

• 丁香牛奶水：取丁香3瓣、姜汁10毫升、牛奶200毫升、红糖适量。将丁香泡后以文火煎煮10分钟，兑入姜汁、牛奶、红糖等，即可饮用。此法也可护脾，辅助治疗胃虚寒。

二十二	二十三	二十四

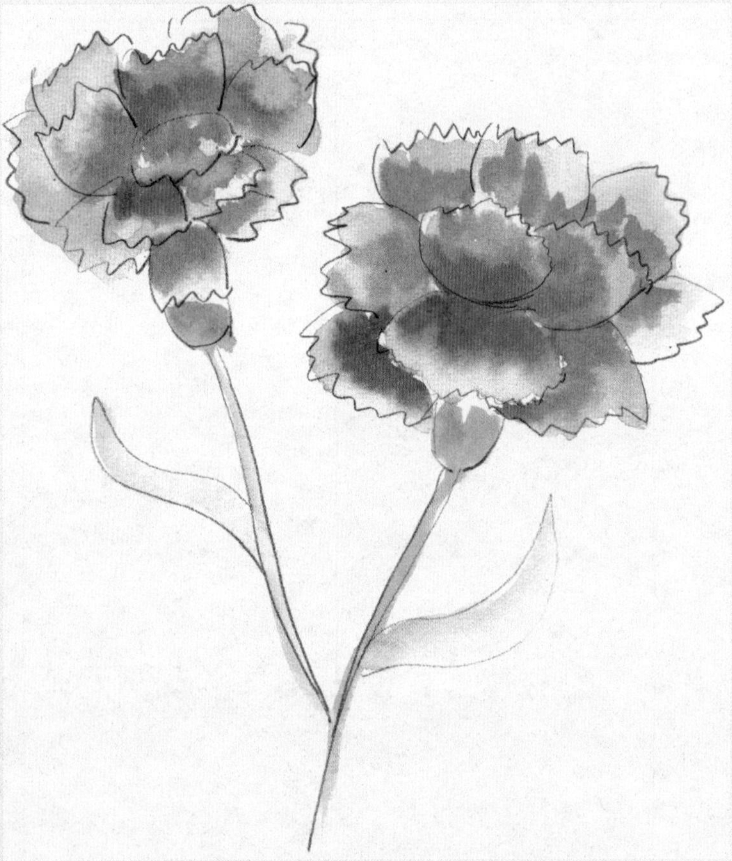

• 康乃馨花茶：取适量康乃馨花，用沸水冲泡代茶饮（搭配勿忘我、紫罗兰、玫瑰花、腊梅花等更佳）。此法可美容养颜、安神止渴、清心明目。

二十五	二十六	二十七

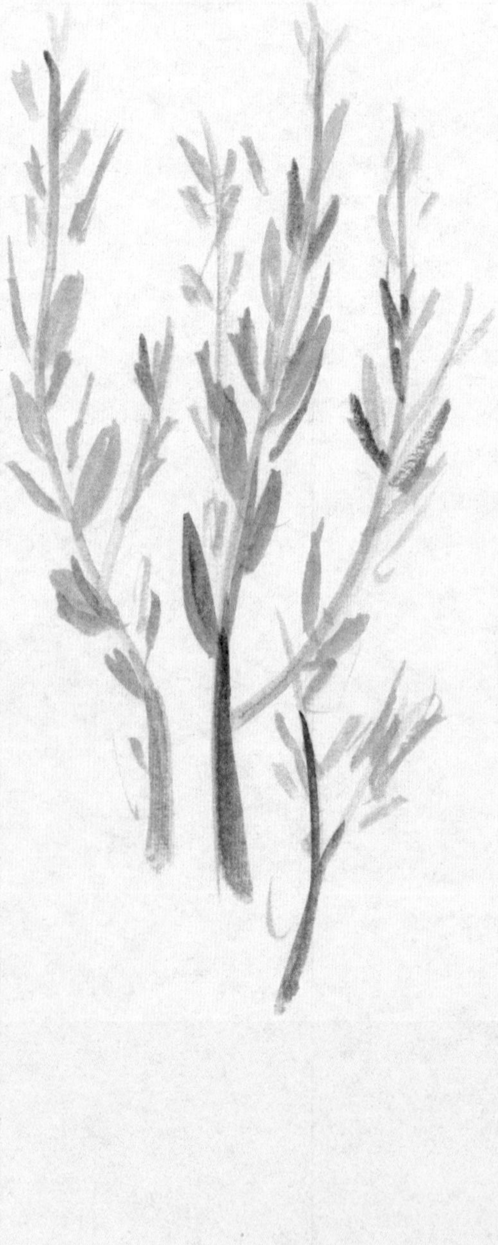

• 迷迭香花茶：取适量迷迭香，用沸水冲泡代茶饮。此法可促进血液循环、降低胆固醇。

二十八	二十九	三十

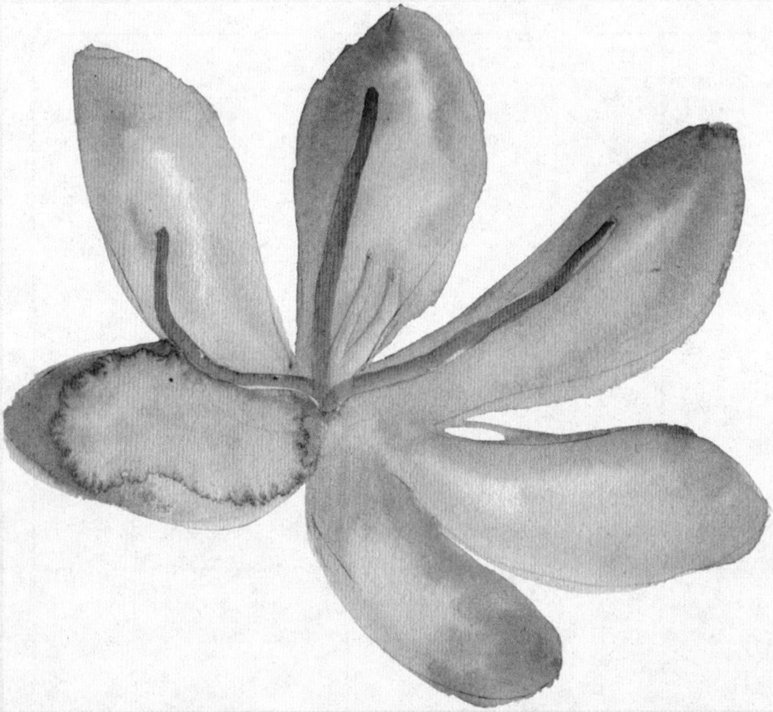

• 千日红花茶：取适量千日红花，用沸水冲泡代茶饮。此法有护肤养颜及利尿的功效。若选用上品，冲泡时可以看到花慢慢打开，如水中开花一般，非常美丽。

三十一

十一月

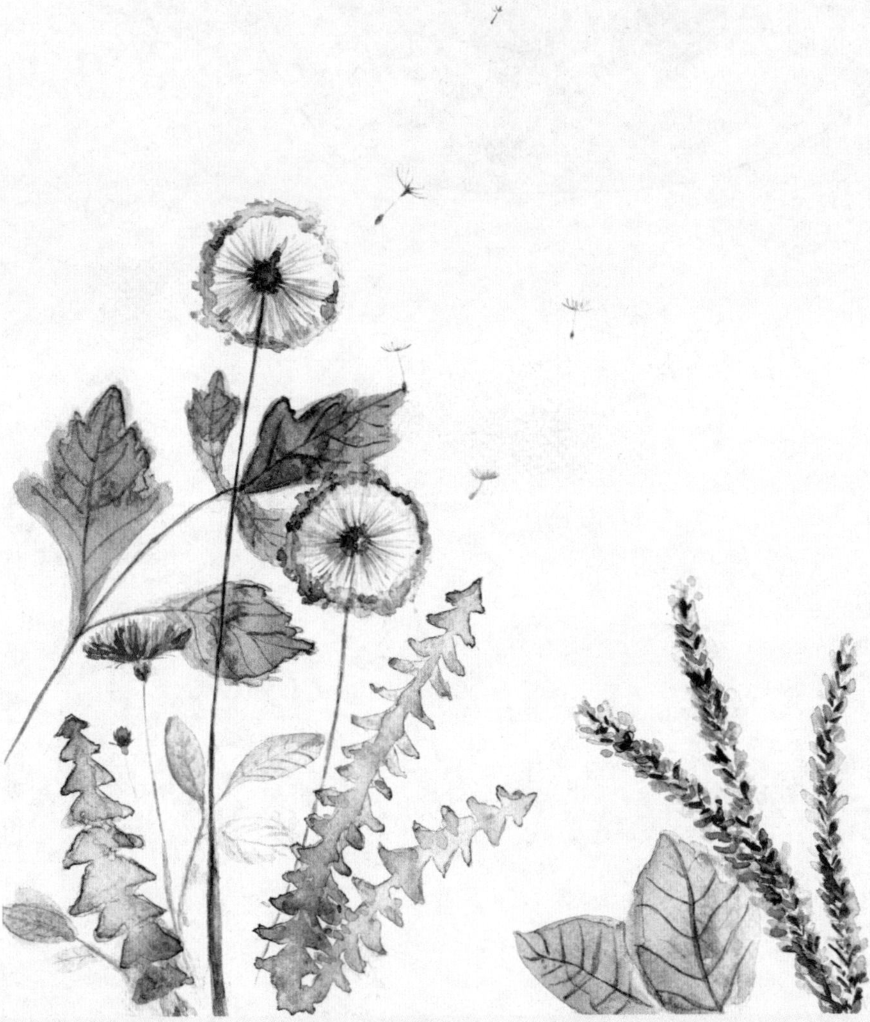

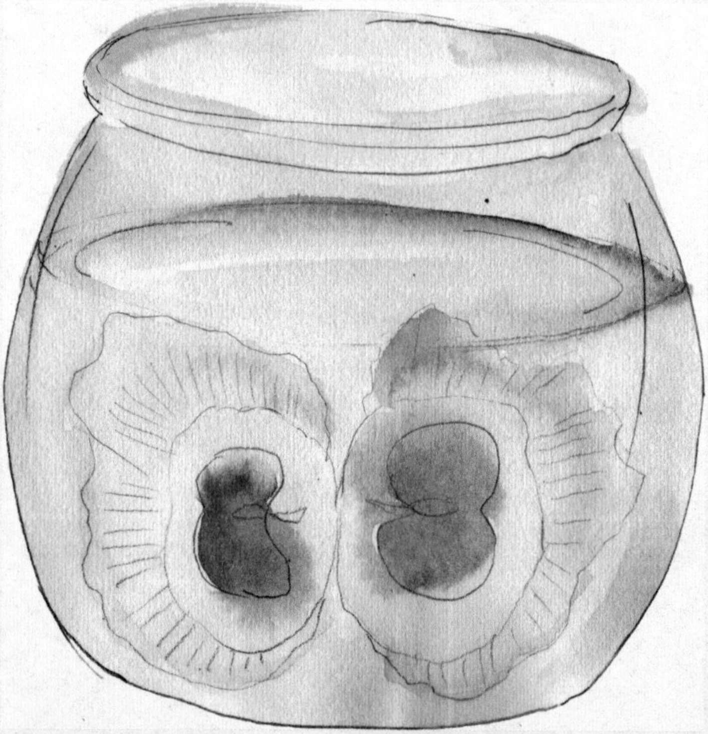

• 玉蝴蝶花茶：取适量玉蝴蝶花，用沸水冲泡代茶饮。此法可清肺热、利咽喉、美白肌肤、降压减肥。

一	二	三

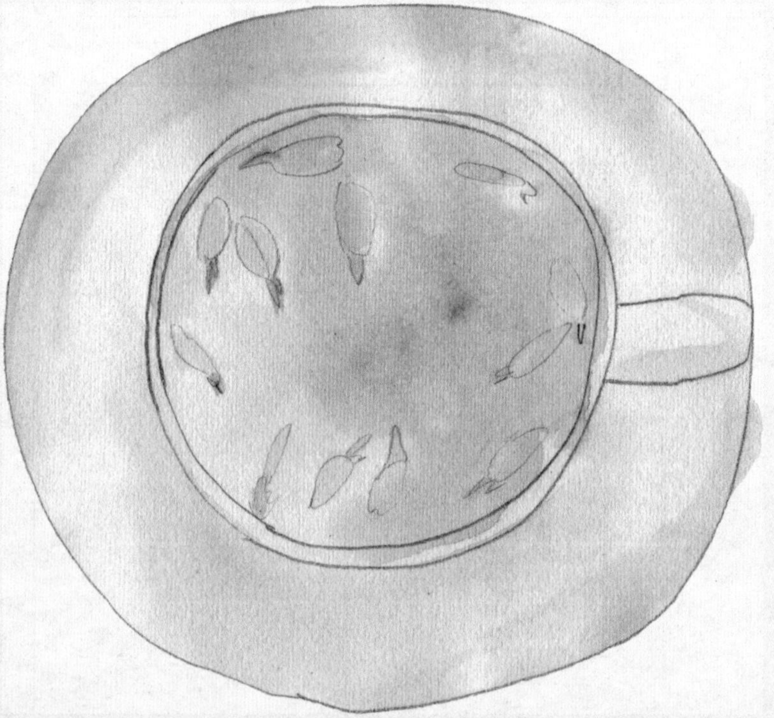

• 茉莉花茶：取适量茉莉花，用沸水冲泡代茶饮。此法可辅助治疗昏睡及焦虑等症状。

四	五	六

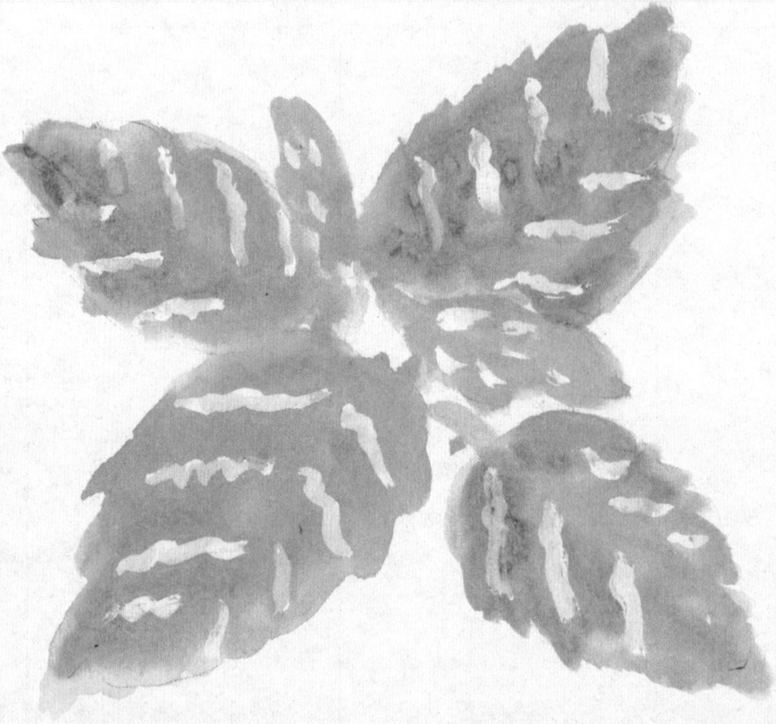

• 薄荷水：取适量薄荷叶，用沸水冲泡代饮。此法可清口气、去油腻，对肥胖症、糖尿病等都有治疗效果。

七	八	九

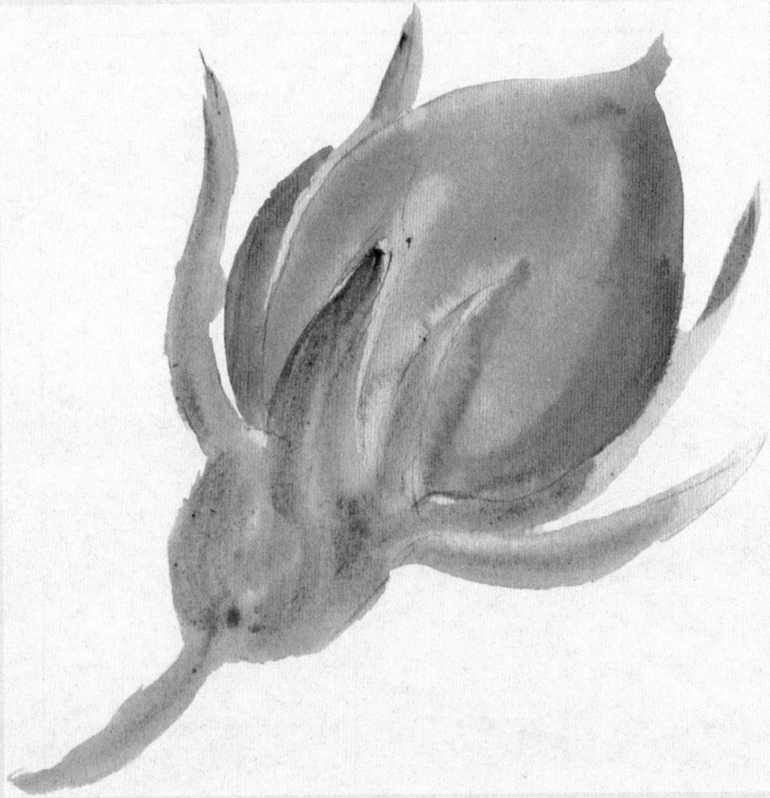

・紫玫瑰茶：取适量紫玫瑰，用沸水冲泡代茶饮。此法可排毒通便、调节内分泌。

十	十一	十二

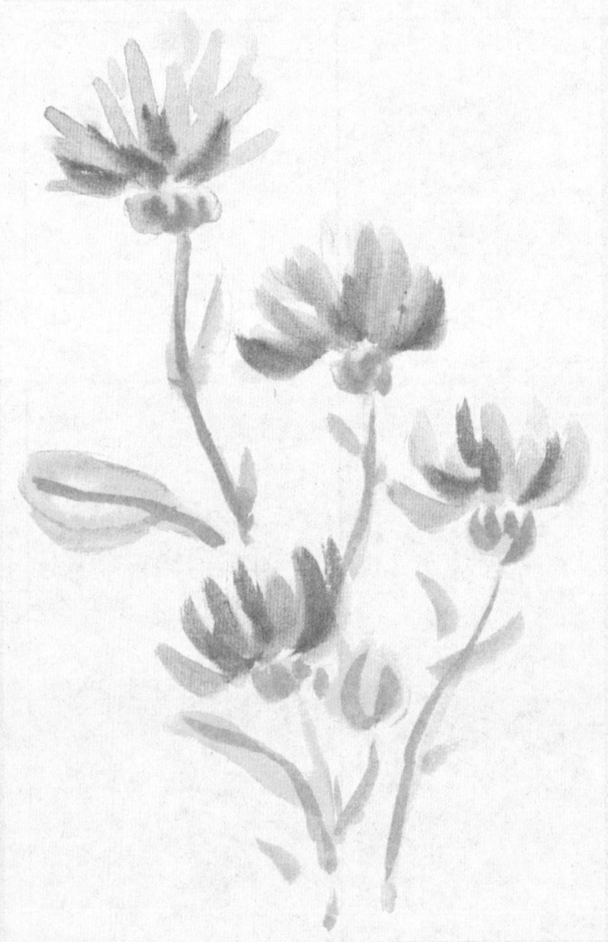

· 金盏花茶：取适量金盏花，用沸水冲泡代茶饮。此法可清爽提神、解热去火、稳定情绪。

十三	十四	十五

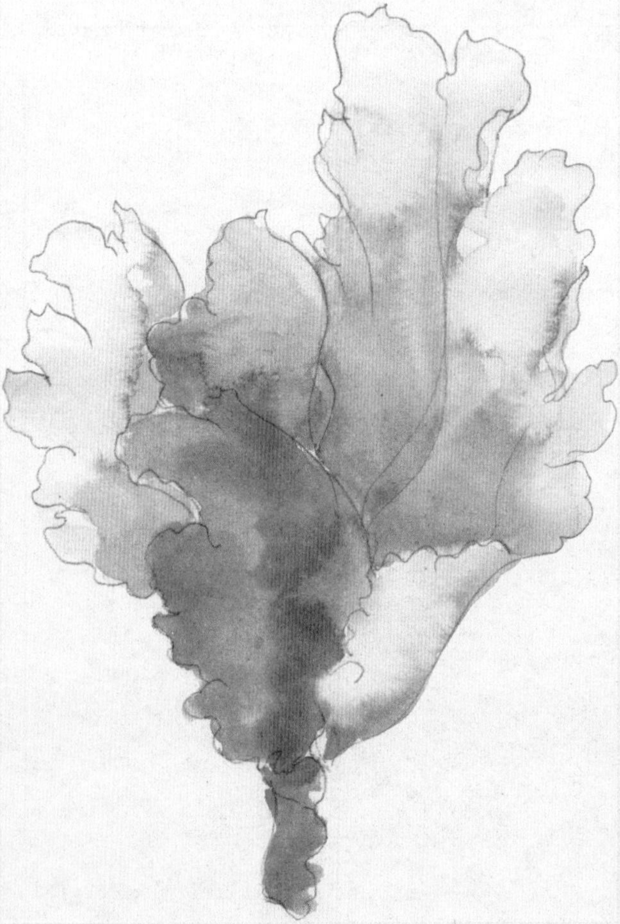

· 牡丹花茶：取适量牡丹花，用沸水冲泡代茶饮。此法可清热凉血、活血化瘀。

十六	十七	十八

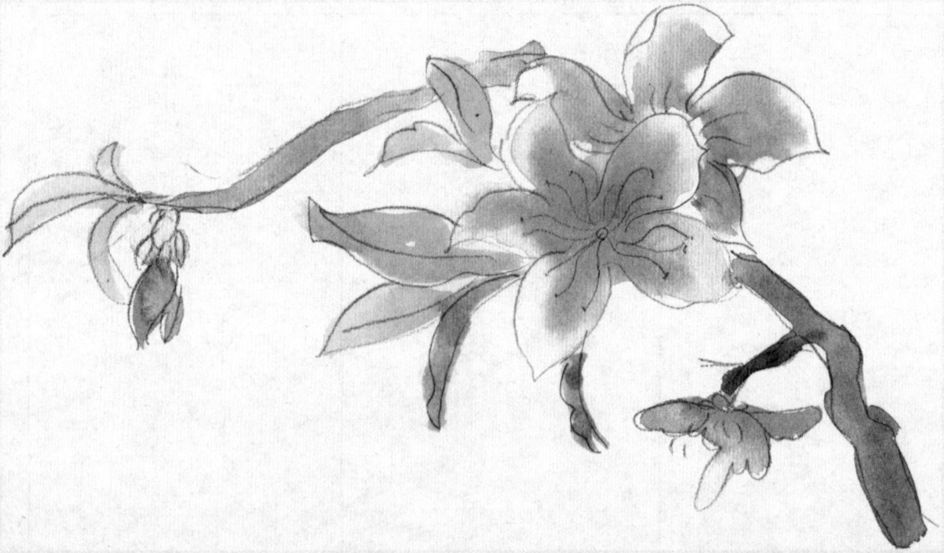

·桃花茶：取适量桃花，用沸水冲泡代茶饮。此法可美容养颜、调节经血、减肥瘦身，和玉蝴蝶花一起泡饮，减肥效果更佳。

十九	二十	二十一

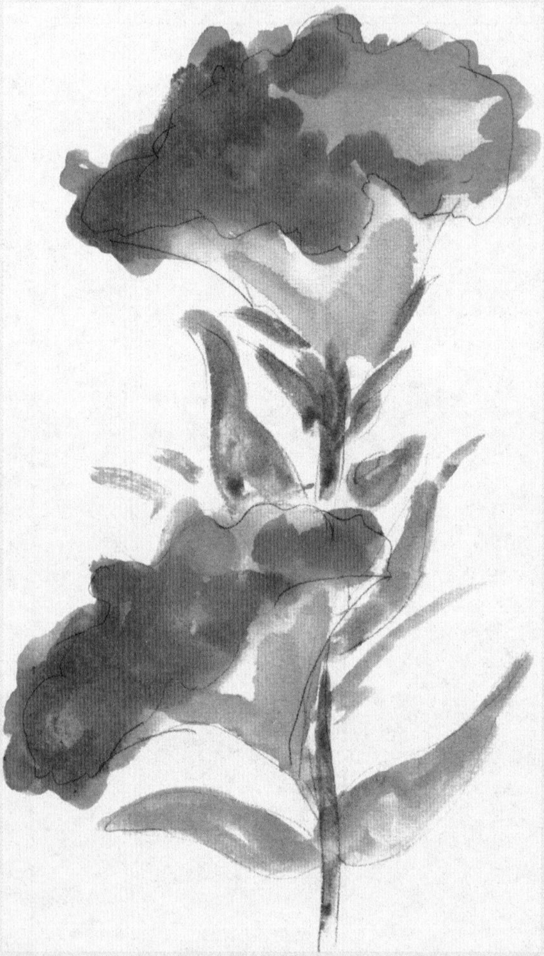

• 鸡冠花茶：取鸡冠花 30 克、茶叶 5 克，用开水冲泡。此法有收涩止带的功效。

二十二	二十三	二十四

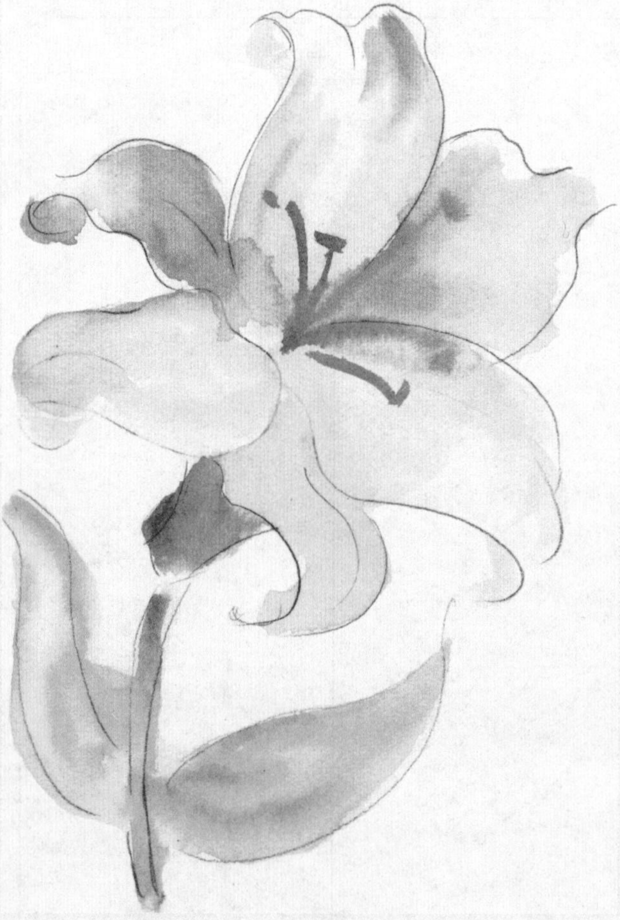

• 百合花水：在水中多加些百合花，煮完后，凉凉，然后用此水洗脸，轻拍面部、颈部、手部和腕部。此法可祛皱。

二十五	二十六	二十七

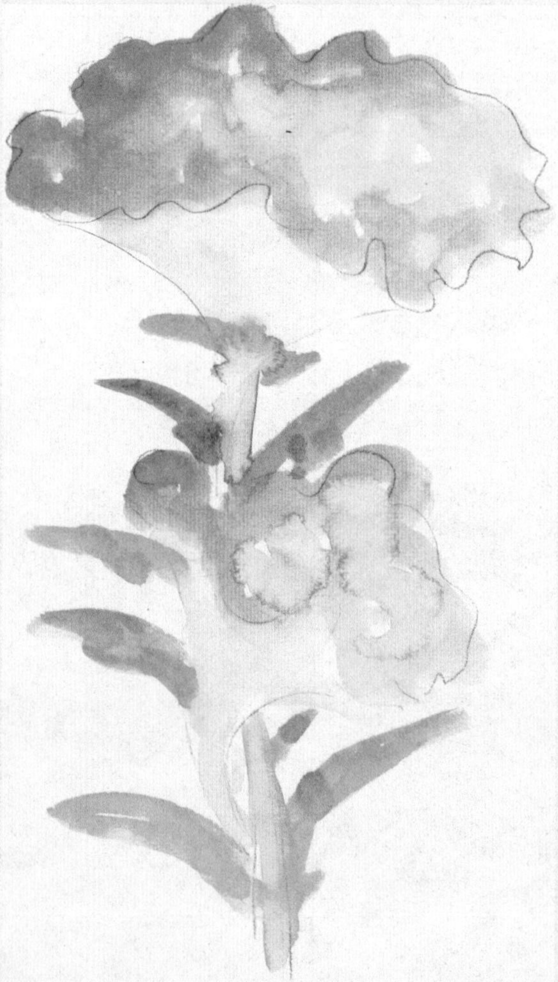

• 鸡冠花酒：取适量红色鸡冠花，晒干研末，每次9克，空腹时用酒调服。此法可辅助治疗月经不调。

二十八	二十九	三十

十二月

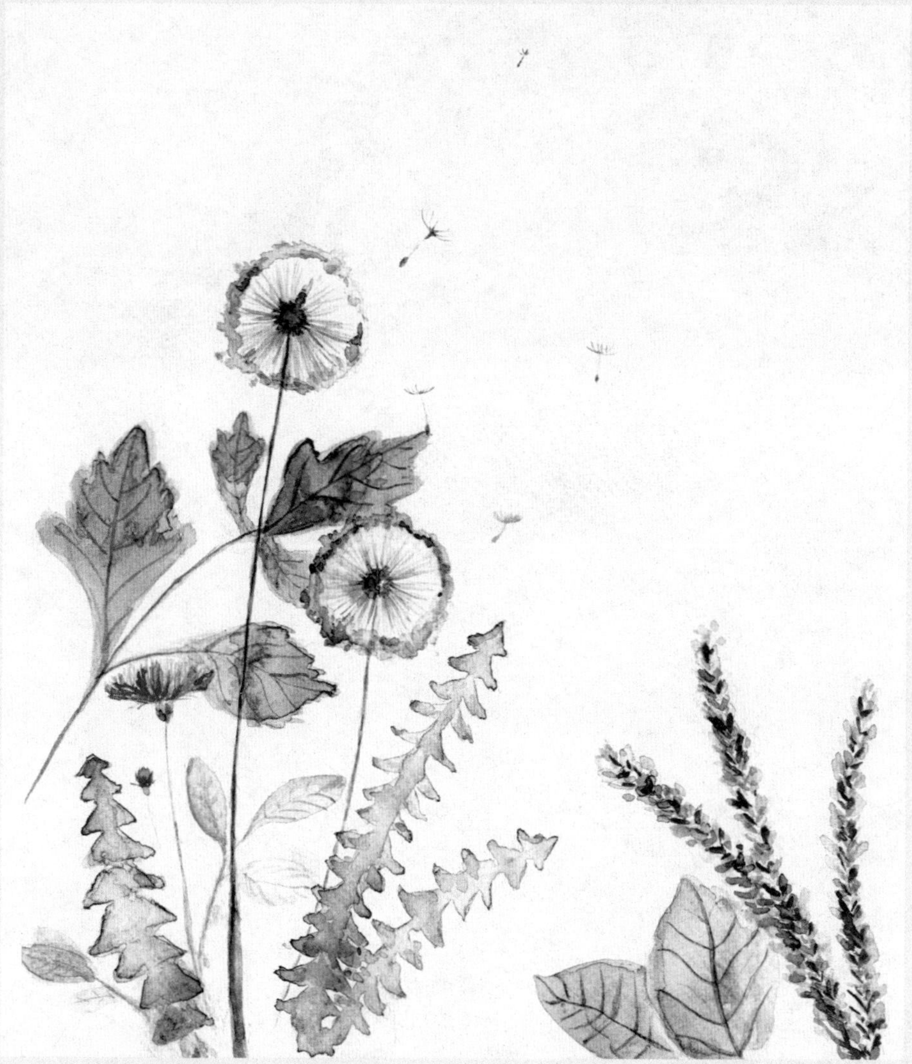

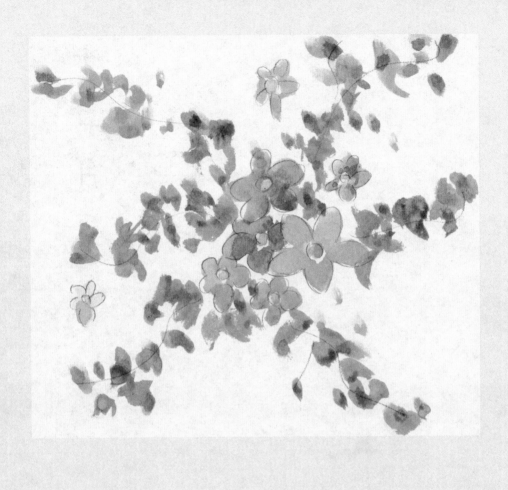

• 勿忘我首乌大枣粥：粳米100克，勿忘我5克，何首乌30克，大枣5枚，冰糖适量。将粳米淘洗干净，大枣洗净去核，何首乌放入锅中加适量水，煎取汁液，粳米、大枣煮粥，快熟时倒入何首乌汁搅拌，放入勿忘我，稍煮后加入冰糖即可食用。此法可滋阴补肾、美白皮肤。

一	二	三

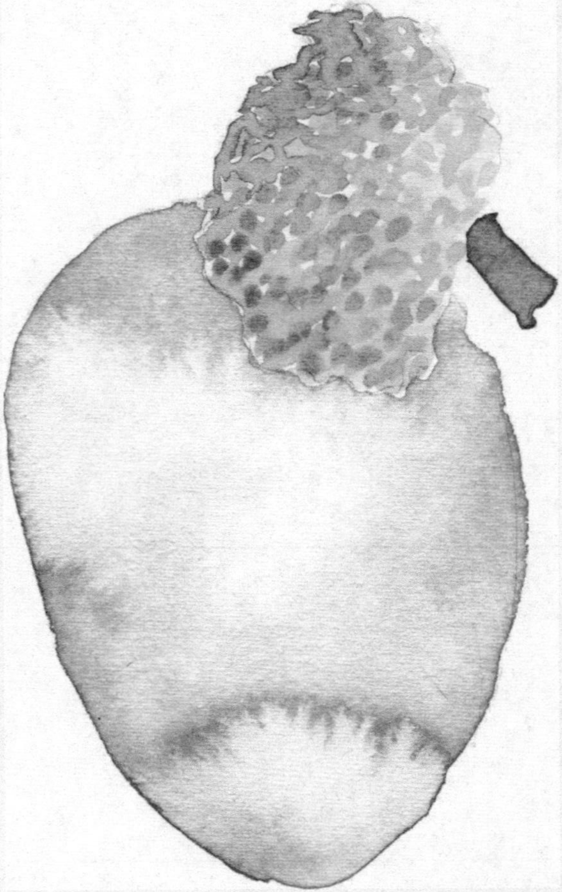

- 三七花煮鸡蛋：取三七花 10 克、鸡蛋 4 枚。将三七花同鸡蛋放入水中煮 10 分钟，然后把鸡蛋剥壳，再同三七花煮 30 分钟，一起食用即可。此法可防治高血压，如与苦瓜搭配，可以降血压、降血脂。

四	五	六

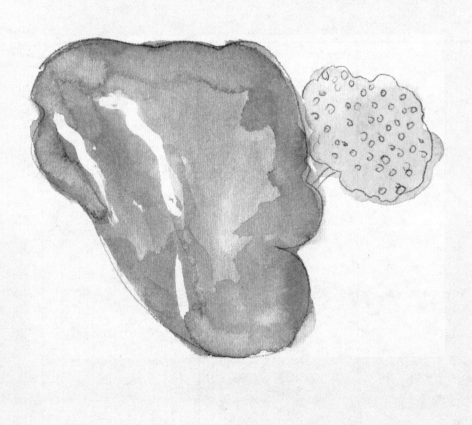

• 三七花鹅肝汤：取三七花 10 克，鹅肝 150 克，绿菜心 50 克，姜葱汁 30 毫升，湿淀粉 25 克，高汤、香油、鸡精、胡椒粉、精盐各适量。鹅肝洗净（应放在自来水龙头下冲洗 10 分钟），放水中浸泡 30 分钟。泡好后切片放入碗内，加入精盐、胡椒粉、湿淀粉，拌匀腌渍入味，再将绿菜心洗净。锅中放入高汤烧沸，加入姜葱汁、精盐、三七花、鹅肝片，待鹅肝片断生后，倒入绿菜心、鸡精推匀，起锅入碗，淋香油即可食用。此法可补肝平肝、降压降脂。

七	八	九

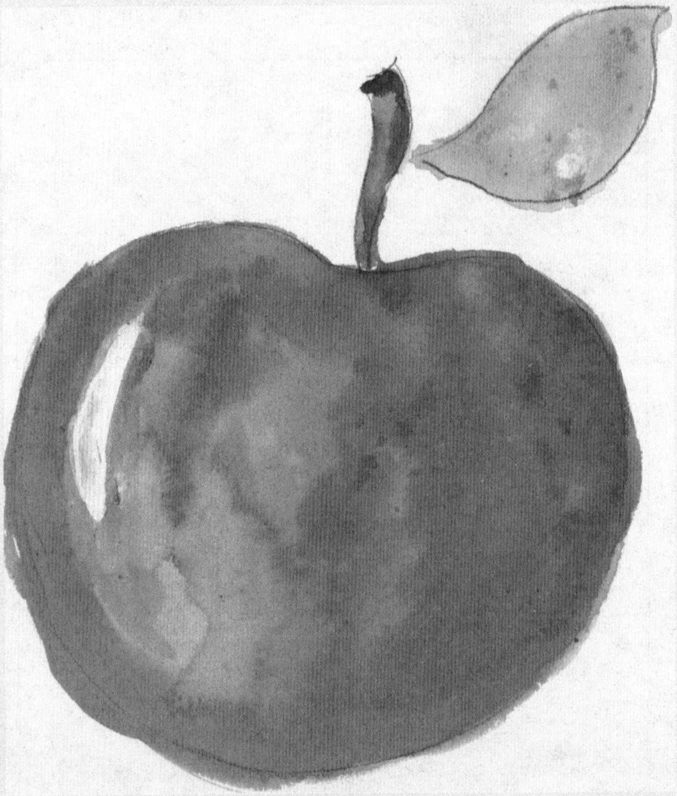

• 草果薏苡仁排骨：取草果仁10克、薏苡仁50克、排骨2500克、冰糖屑50克，葱、姜、花椒、黄酒、盐、酱油、味精、麻油各适量。将草果仁、薏苡仁分别炒香捣碎放入锅中，加适量清水，以中火煮沸10分钟，滤去药汁，再加入清水继续煮，反复2次，收取药汁约5000毫升。排骨洗净切小块，葱切段，姜拍散。把排骨、药汁、葱、姜、冰糖屑、花椒放入锅内，加清水，大火煮沸转小火煮至排骨七成熟，捞出。锅中放花椒、酱油、盐、味精、排骨汤各适量，用小火慢煮沸，加入排骨煮至排骨熟，再加适量黄酒，转大火收汁，加盐调味，浇上麻油即可食用。此法可健脾燥湿、行气止痛、消食平胃。

十	十一	十二

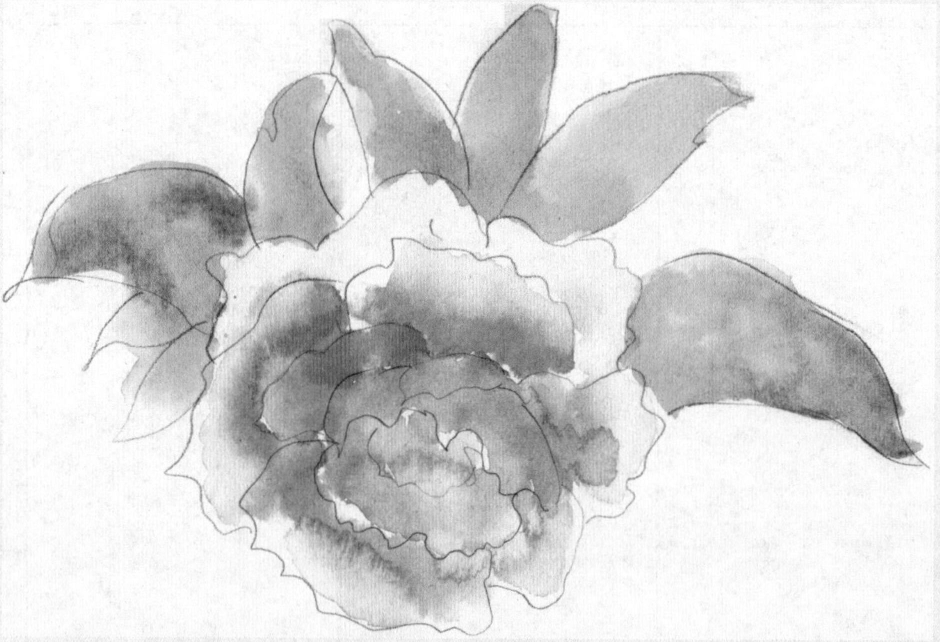

- 木芙蓉花薏米粥：取木芙蓉花 20 克、薏苡仁 50 克、清水 700 毫升、蜂蜜适量。将薏苡仁放入锅中，加水烧开转小火慢熬。至粥快好时，加入木芙蓉花和蜂蜜，继续熬至花熟粥成即可，分 1 次或 2 次空腹服用。此法可辅助治疗乳腺炎。

十三	十四	十五

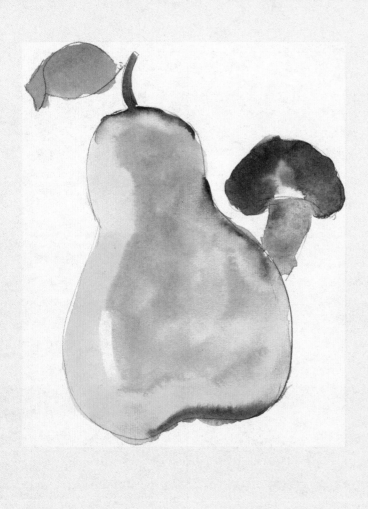

• 鸡梨木芙蓉：取木芙蓉花 2 朵、鸡脯肉 400 克、雪梨 200 克、蘑菇 50 克、大蒜头 10 克、鲜汤 150 毫升、鸡蛋 1 枚、淀粉 15 克、植物油 500 毫升，味精、精盐、胡椒粉、白葡萄酒各适量。木芙蓉花花瓣洗净切小片，雪梨去核切月牙片，蘑菇切片，大蒜去皮切成蒜末。把鸡脯肉剔净筋膜切成片，用精盐、白葡萄酒、胡椒粉、鸡蛋清腌渍入味。锅中倒入植物油烧至四成热，倒入腌渍好的鸡片，炸成金黄色捞出控油。锅中加入底油烧热，倒入蒜末煸炒，加入淀粉炒匀，倒入热鲜汤冲开，加入精盐、胡椒粉、味精烧开。最后把炸鸡片、木芙蓉花片、雪梨片、蘑菇片倒入汤中翻炒即成。此法可清热润肺、补虚强体。

十六	十七	十八

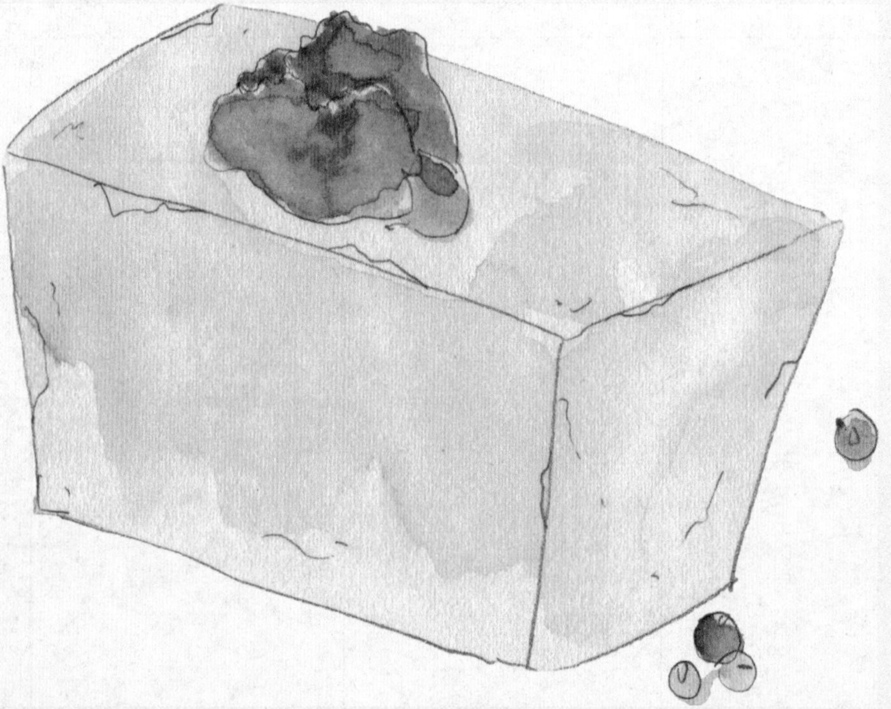

• 木槿花砂仁豆腐汤：取木槿花 12 朵、砂仁 1 克、豆腐 250 克，花生油、生姜末、精盐、味精、香油各适量。木槿花去蒂洗净，豆腐切片。锅烧热，倒入花生油烧至八成热，放入生姜末、砂仁，炒出香味捞去渣，加清水 500 毫升，放入豆腐片煮开，将木槿花放入再煮沸，加入精盐、味精，淋入少许香油。此法可行气调味、醒脾醒胃。

十九	二十	二十一

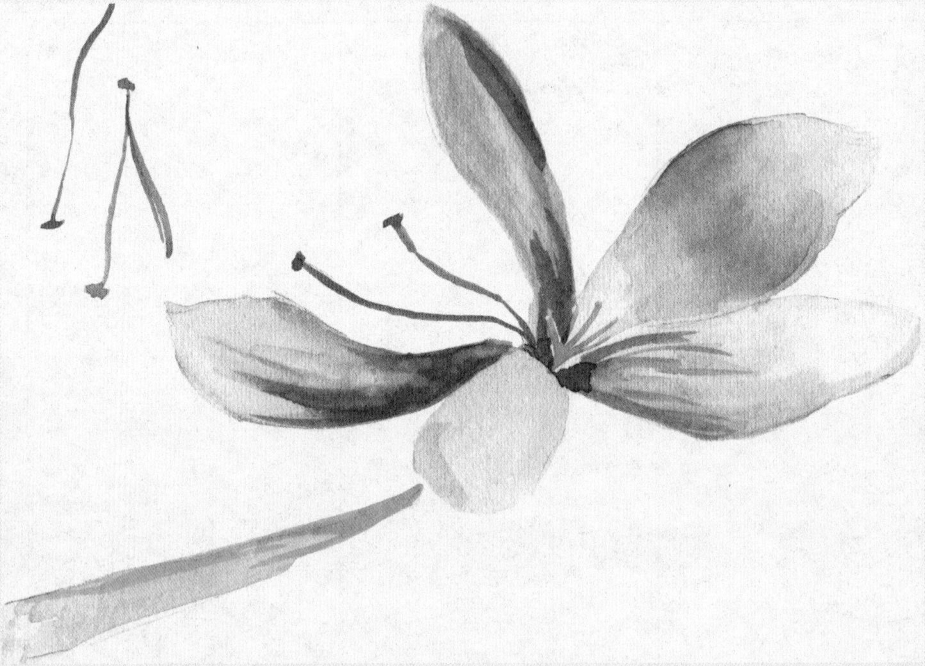

• 红花泡脚水：一小把红花，艾叶50克，用纱布包好捆紧，放水以中大火烧开，改小火烧10分钟，取其汁液，泡脚30分钟即可。此法可散寒止痛、抗菌、舒筋活血。

二十二	二十三	二十四

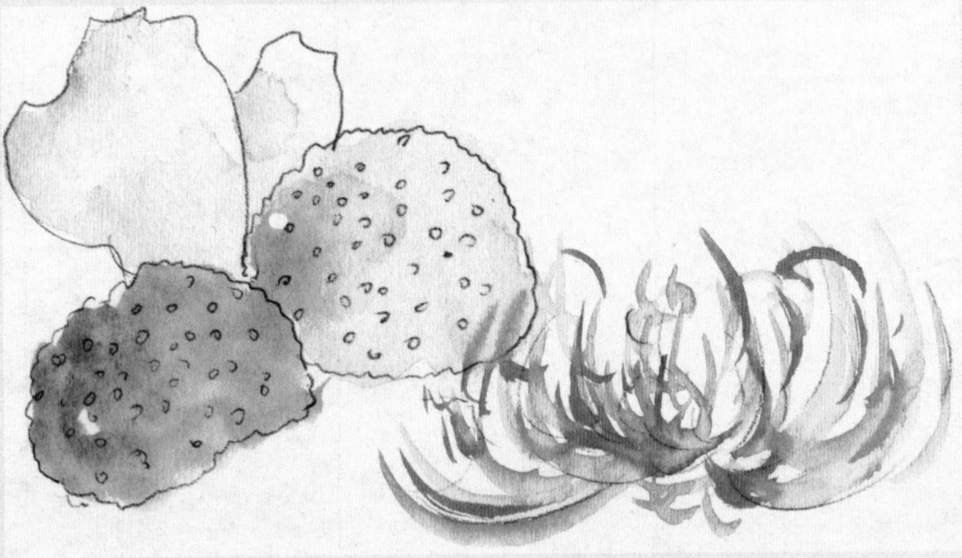

•三七花茶：取三七花、槐花、菊花各10克，拌均匀，分3—5次放入瓷杯中，用沸水冲泡代茶饮。此法可降血压。

二十五	二十六	二十七

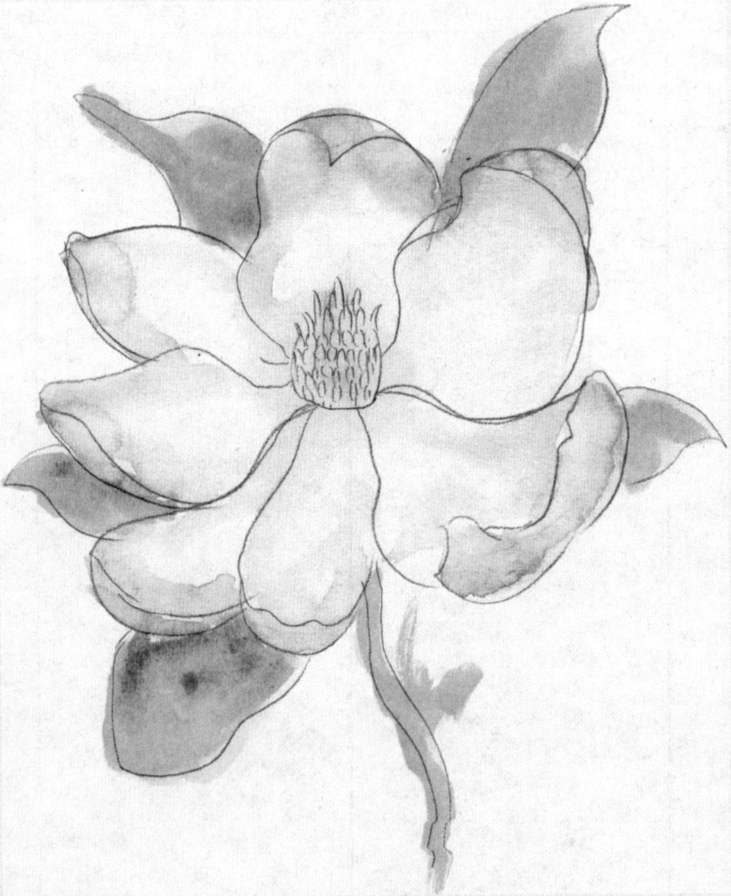

- 生地栀子花茶：将生地、栀子花放入杯中，倒入沸水冲泡代茶饮。此法可提神，有效辅助治疗记忆力下降。

二十八	二十九	三十

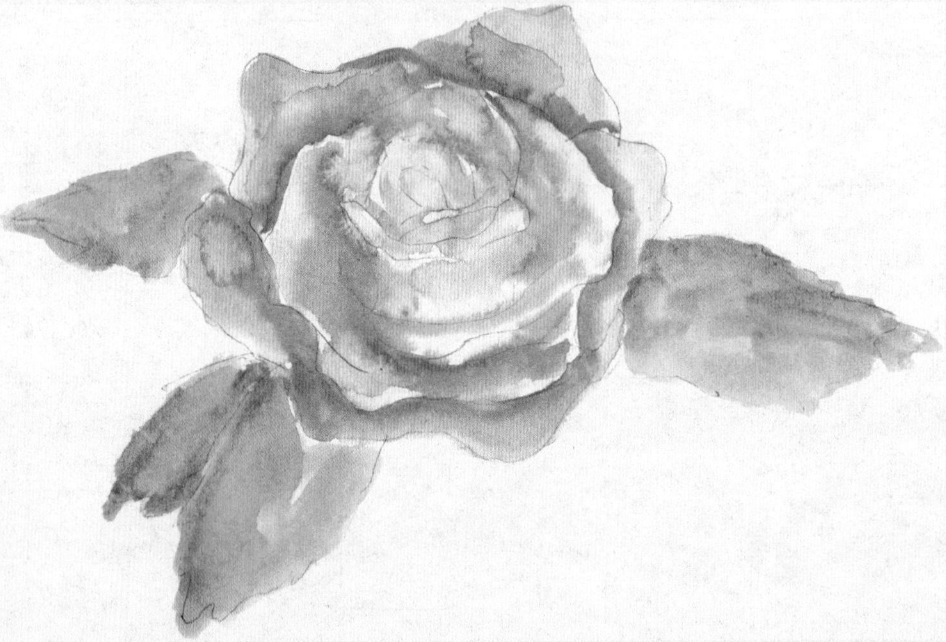

·仙灵脾玫瑰花茶：将仙灵脾和玫瑰花放入杯中，倒入沸水冲泡代茶饮。此法可有效辅助治疗男性精子活力下降、女性激素分泌不正常等病症。

三十一

一月

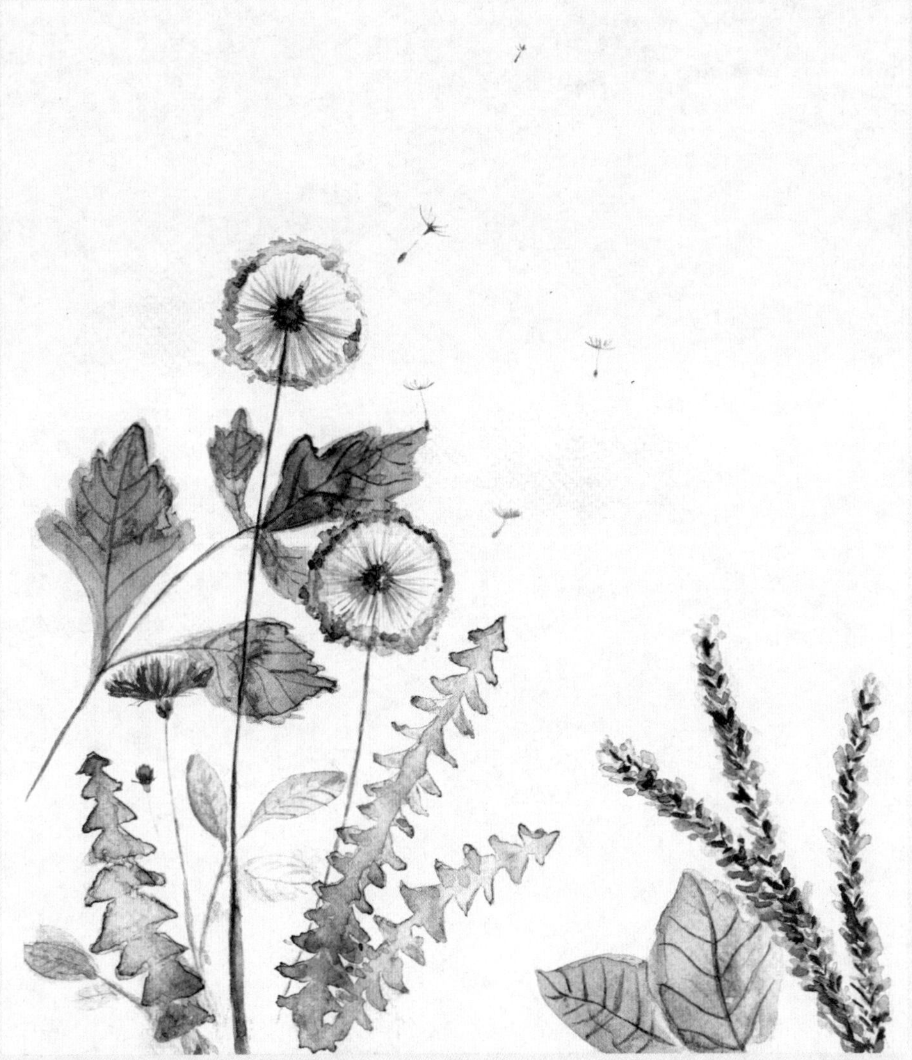

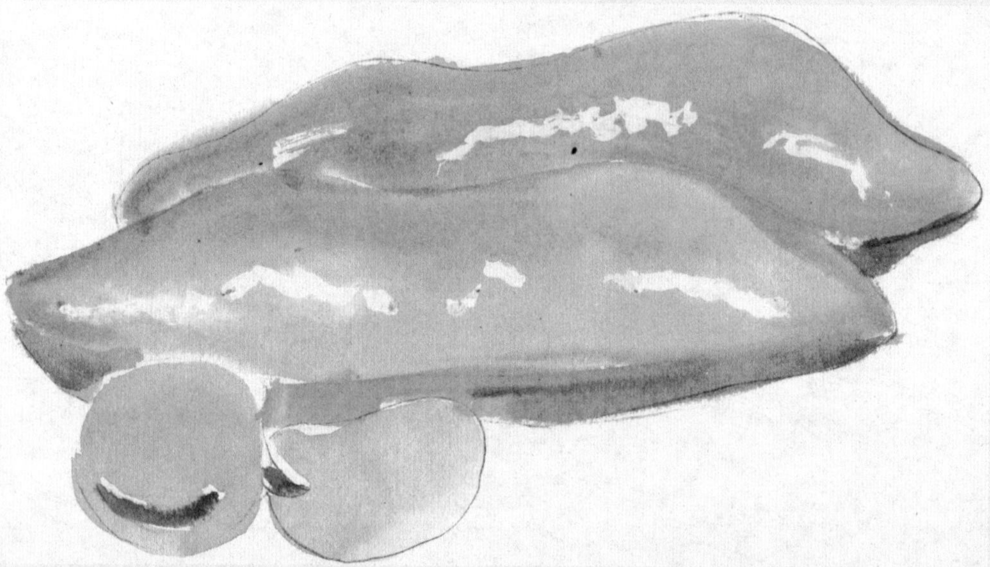

·佛豆玫瑰花茶：将佛豆、豆蔻、玫瑰花和甘草一起放入杯中，倒入沸水冲泡代茶饮。此法可疏肝理气。

一	二	三

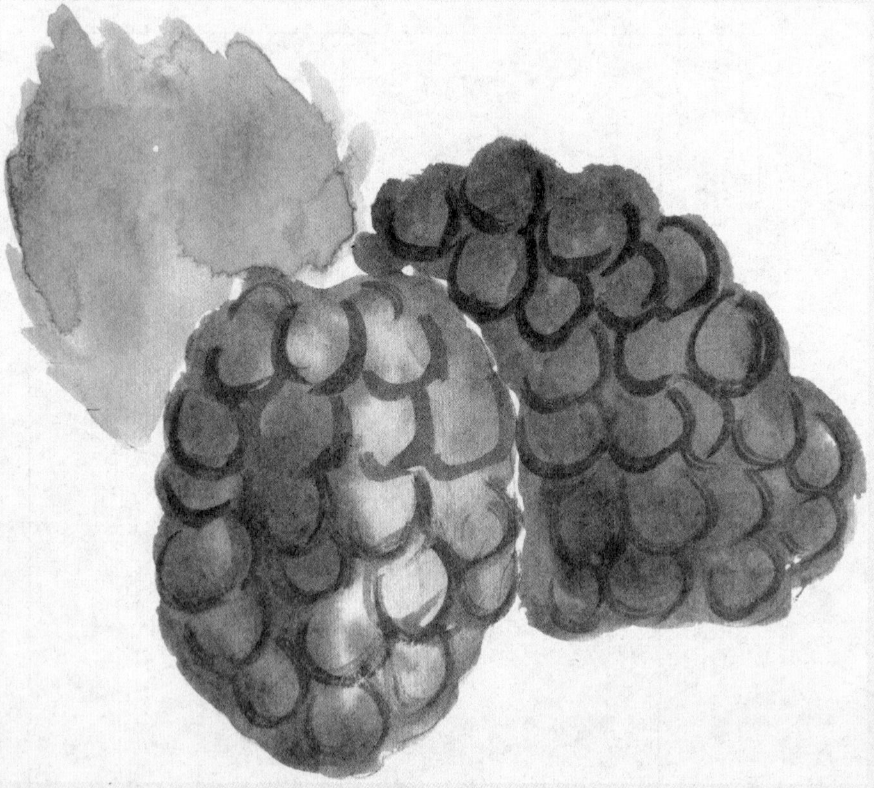

·桑葚茶：桑葚干品20克，冰糖10克，放入杯中，倒入沸水冲泡代茶饮。此法可补血滋阴、生津润燥。

四	五	六

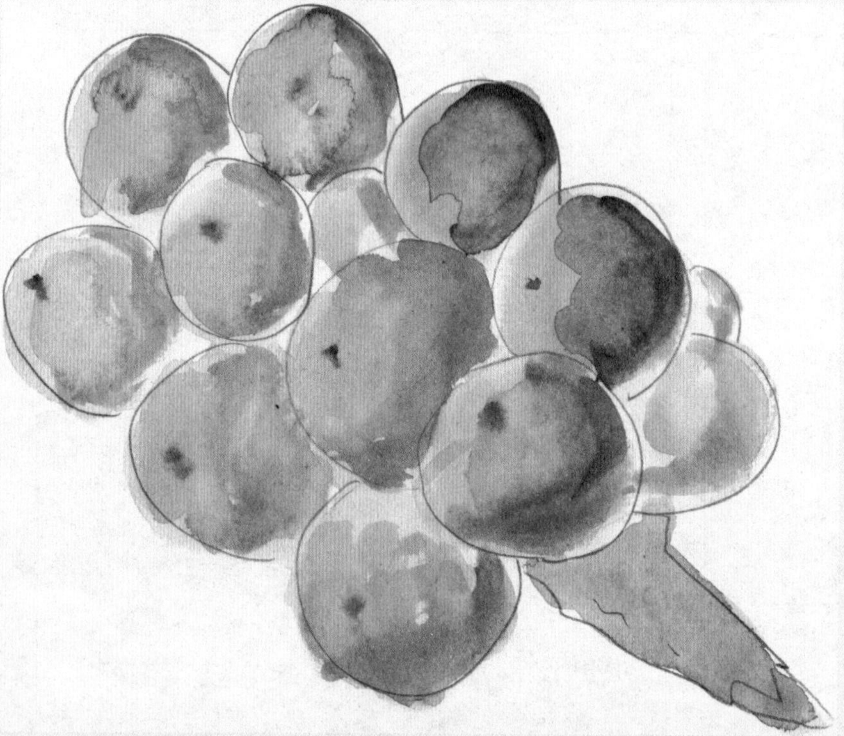

· 桂圆茉莉花茶：取适量桂圆、茉莉花放入杯中，倒入沸水冲泡代茶饮。此法可温补肾气。

七	八	九

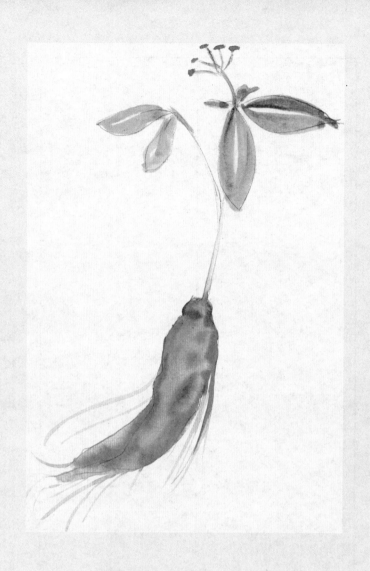

・人参花杭白菊枸杞茶：人参花、杭白菊、枸杞子各适量，将所有材料放入杯中，倒入沸水冲泡代茶饮。此法可补肾益气。

十	十一	十二

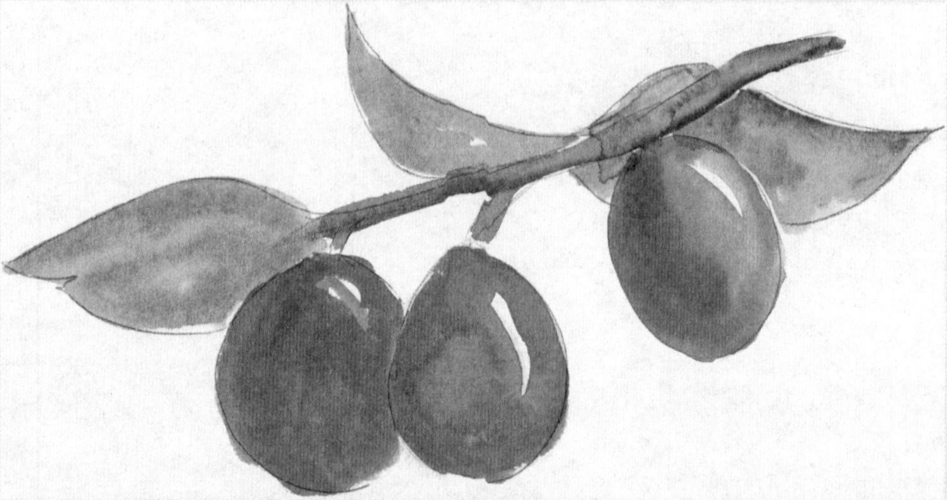

• 五味子红枣茶：五味子3克，红枣一枚。将所有材料放入杯中，倒入沸水冲泡代茶饮。此法可补肾养心。

十三	十四	十五

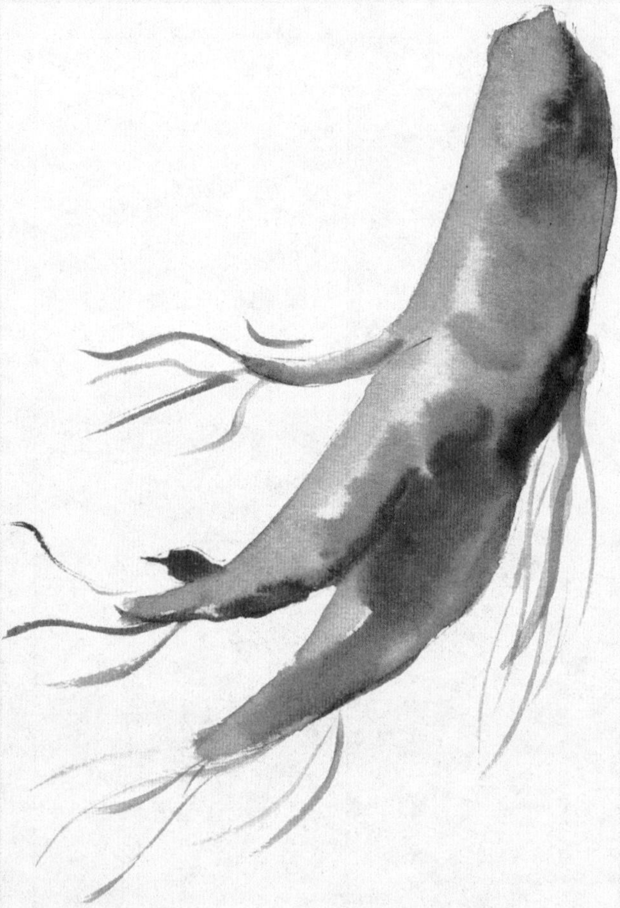

• 人参花康乃馨茶：人参花5克，康乃馨一朵。将所有材料放入杯中，倒入沸水冲泡代茶饮。此法可强身补肾。

十六	十七	十八

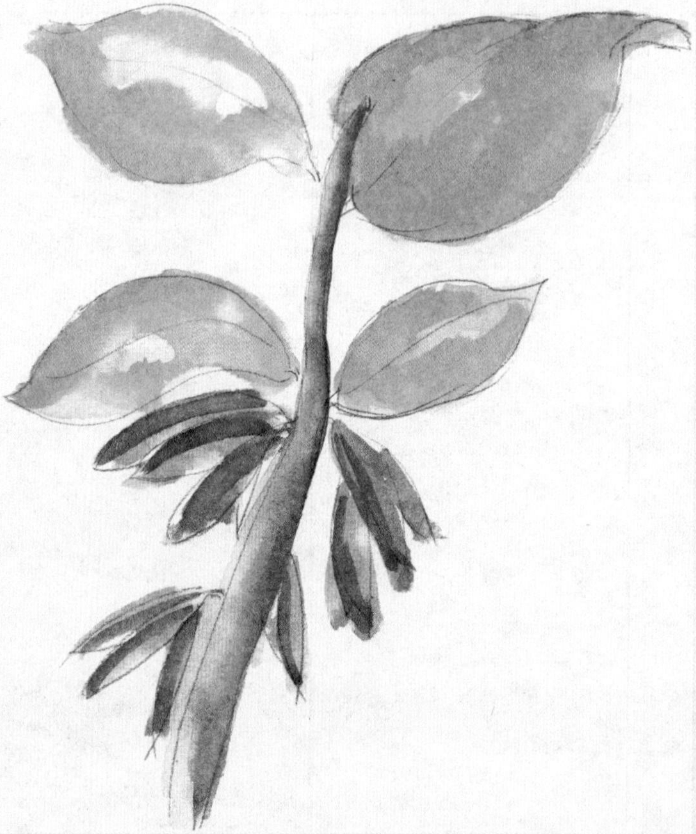

·杜仲茶：取杜仲 15 克、金樱子 10 克放入杯中，倒入沸水冲泡代茶饮。此法可补肾保健。

十九	二十	二十一

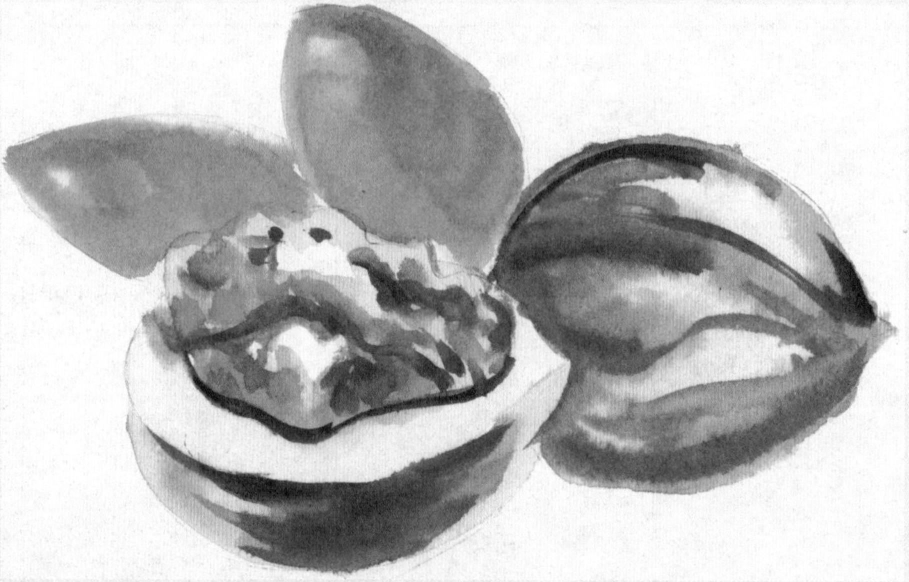

· 核桃红茶：核桃仁、桂圆肉干品各3克，红枣2枚，红茶适量。将所有材料放入杯中，倒入沸水冲泡代茶饮。此法可补肾健脑。

二十二	二十三	二十四

• 芙蓉花银花茶：取干芙蓉花、金银花各5克，沸水200毫升，温浸15分钟代茶饮。此法可适用于辅助治疗各种痈疮肿毒。

二十五	二十六	二十七

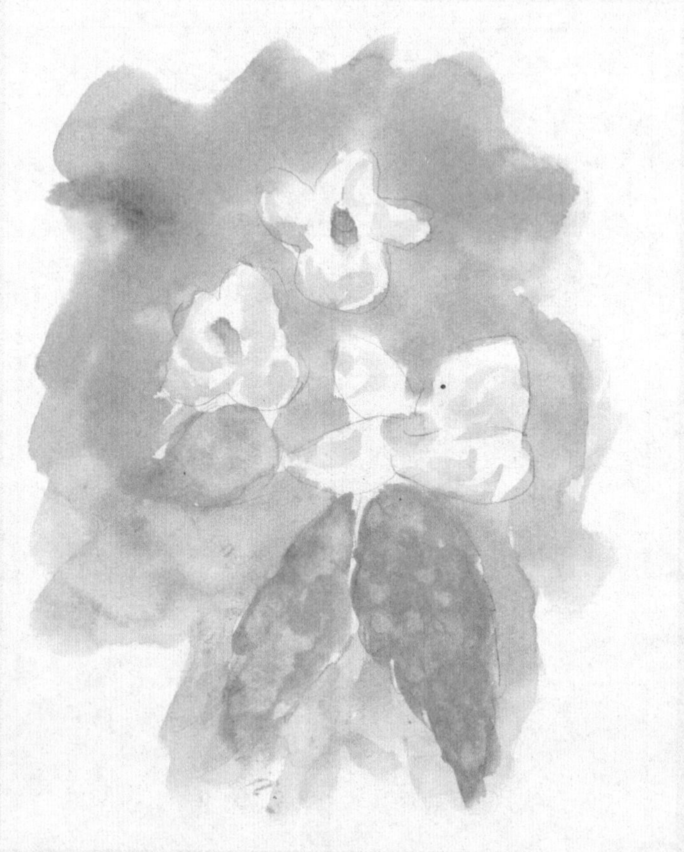

• 黄芪茉莉花茶：取适量黄芪、茉莉花，倒入沸水冲泡代茶饮。此法可调节新陈代谢，促进身体健康。

二十八	二十九	三十

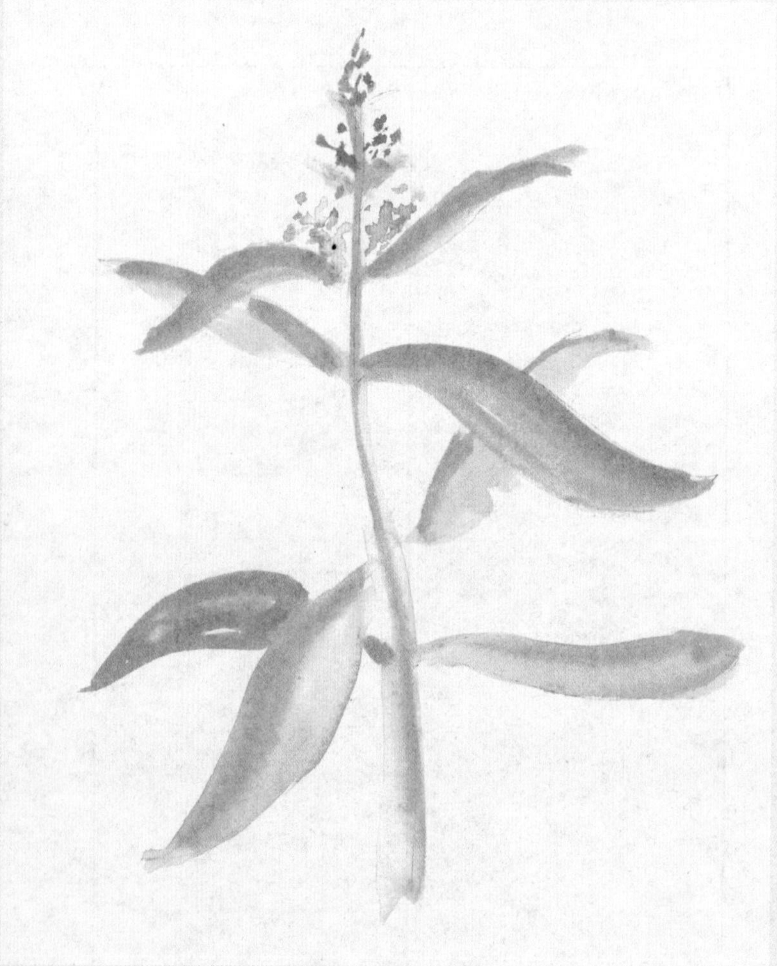

• 枸杞密蒙花茶：取适量枸杞子、密蒙花，倒入沸水冲泡代茶饮。此法可有效预防电脑辐射对眼睛的伤害。

三十一

二月

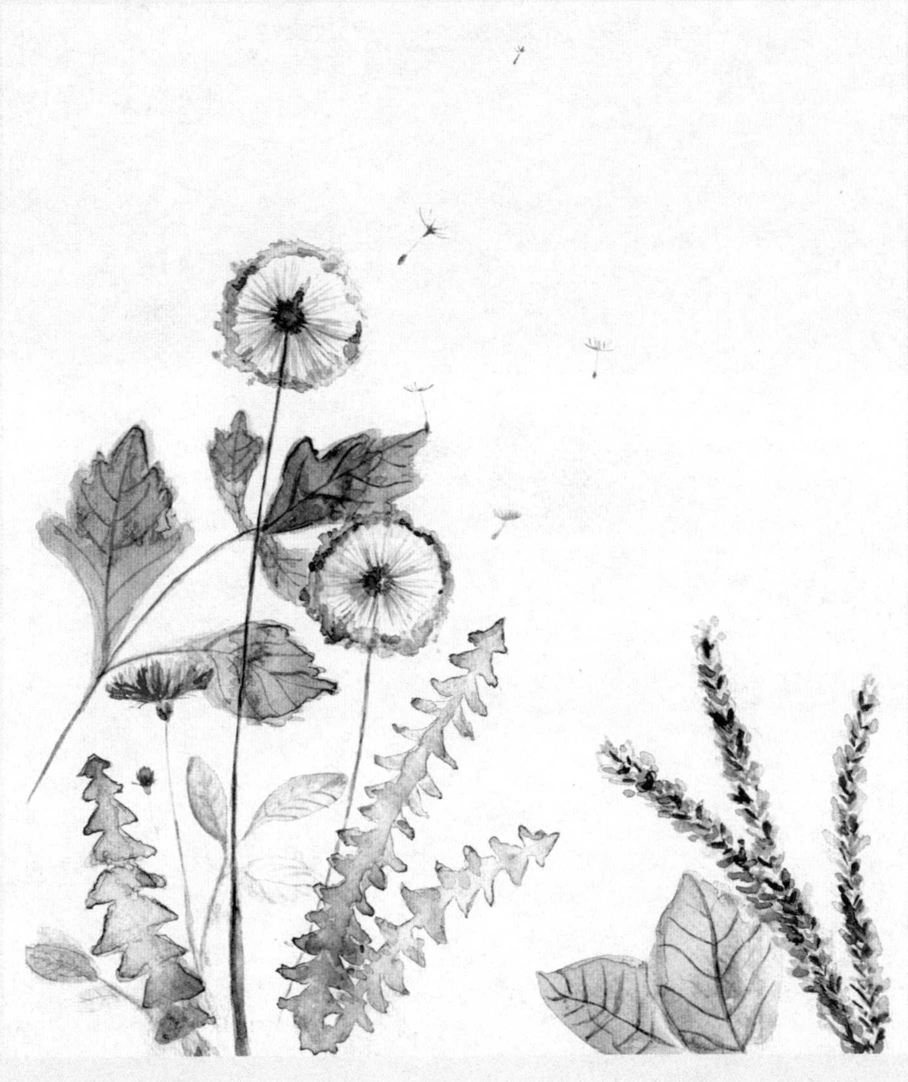

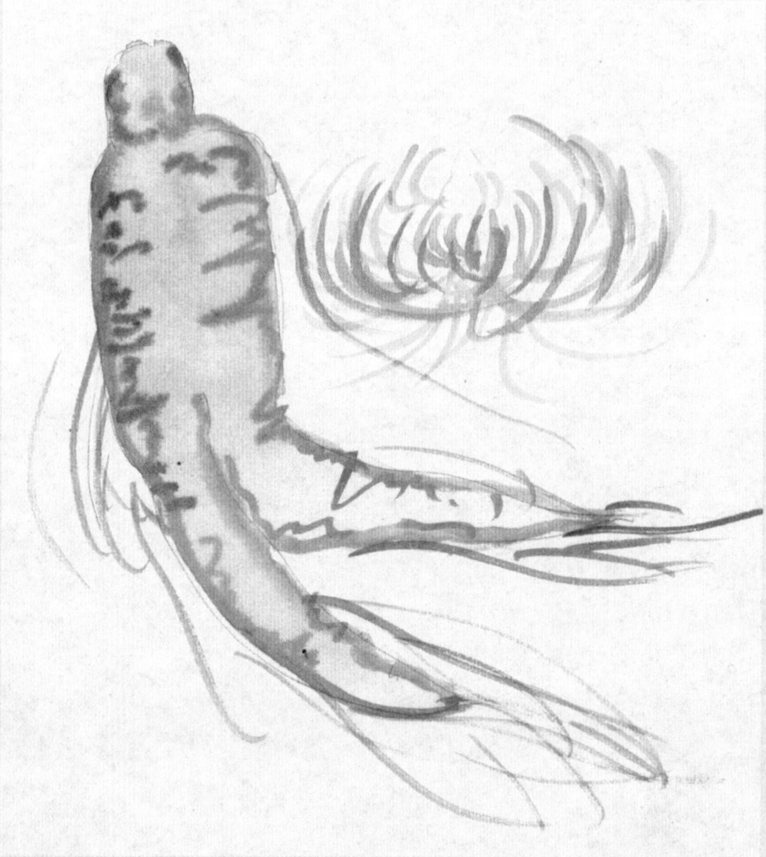

- 菊花人参茶：人参切碎，与菊花放入杯中，倒入沸水冲泡代茶饮。此法可明目提神。

一	二	三

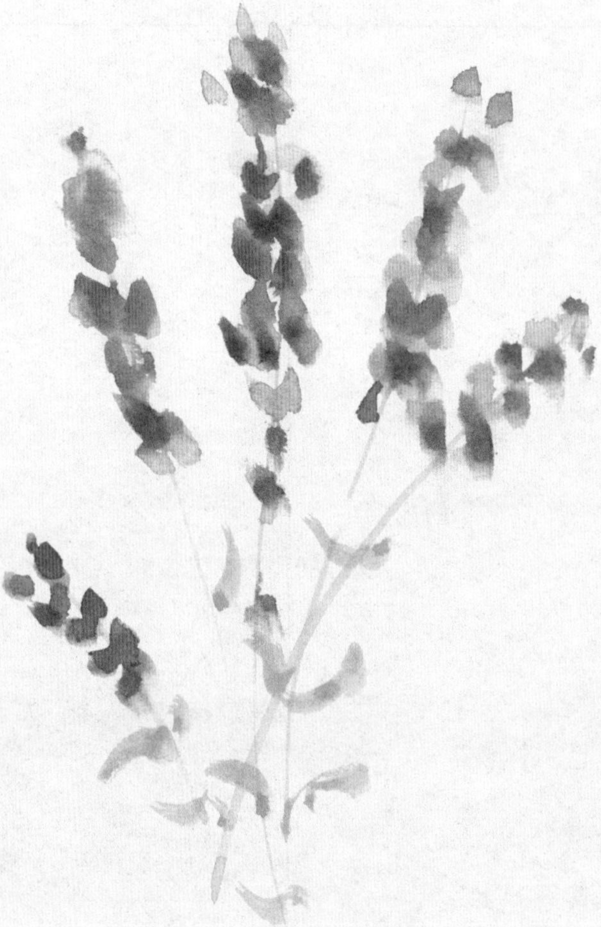

• 薰衣草柠檬茶：将薰衣草和柠檬片放入杯中，倒入沸水冲泡代茶饮。此法可滋补身体、舒缓压力，但不适合孕妇服用。

四	五	六

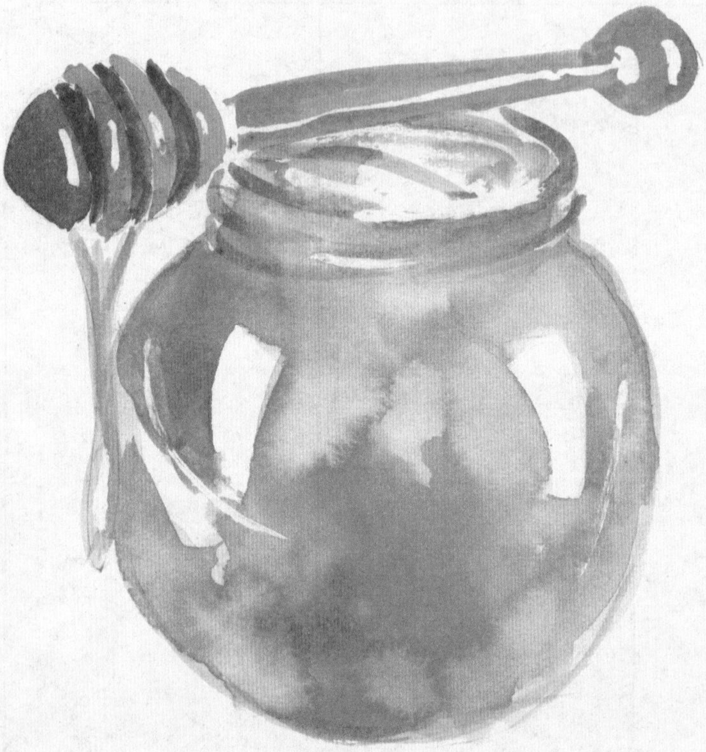

• 蜂蜜菊花茶：将菊花放入锅中煎煮2次，将药液混合，放凉后调入蜂蜜，饭前服用。此法可提神抗疲劳。

七	八	九

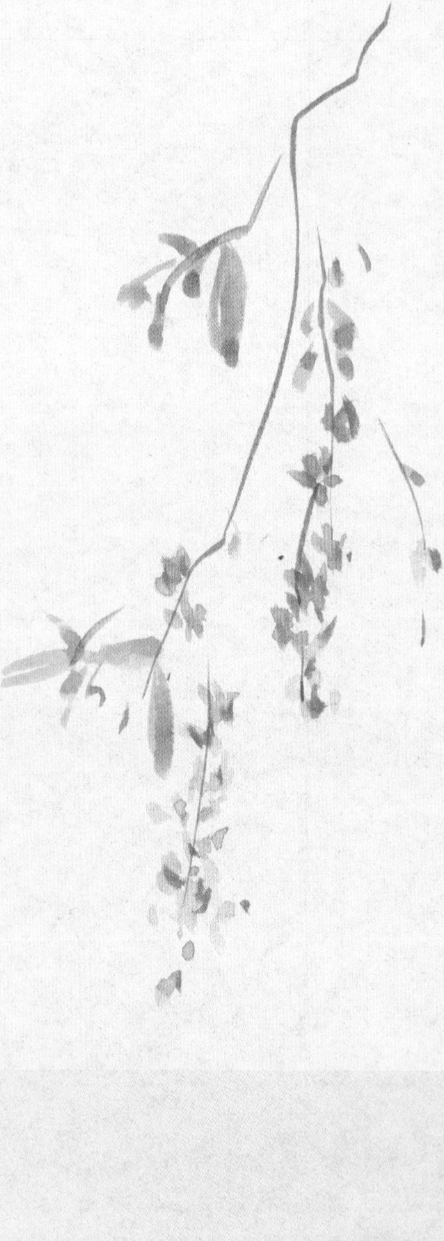

• 桂花茶：将干燥的桂花、茶叶以1:2的比例放入杯中，倒入沸水冲泡代茶饮。此法可辅助治疗咳嗽、食欲不振。

十	十一	十二

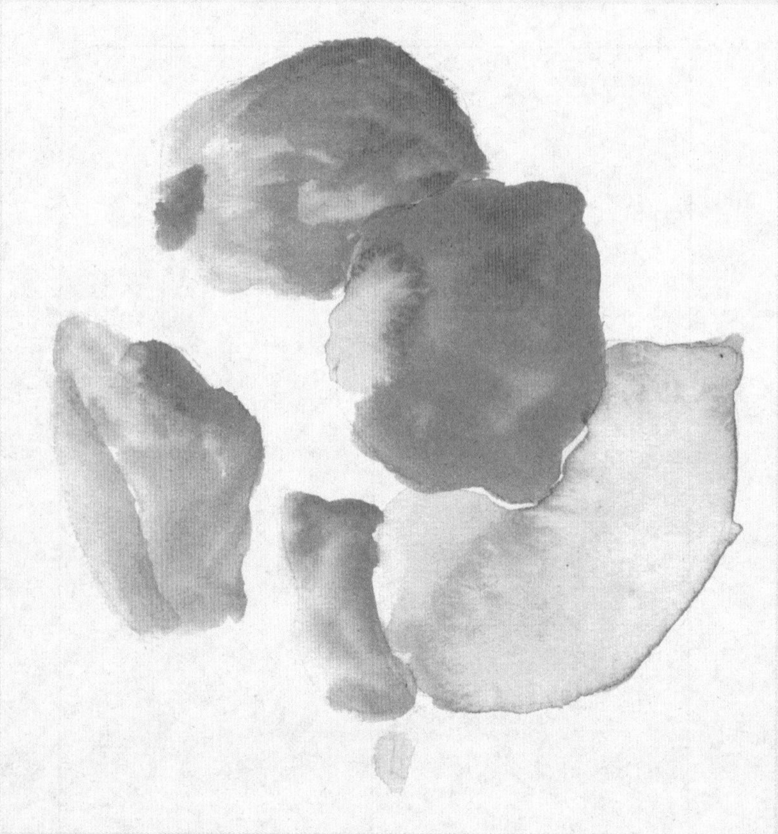

• 月季花茶：月季花剥瓣入盐水反复清洗，沥干，放入杯中，倒入沸水冲泡代茶饮。此法可活血调经、消肿解毒。

十三	十四	十五

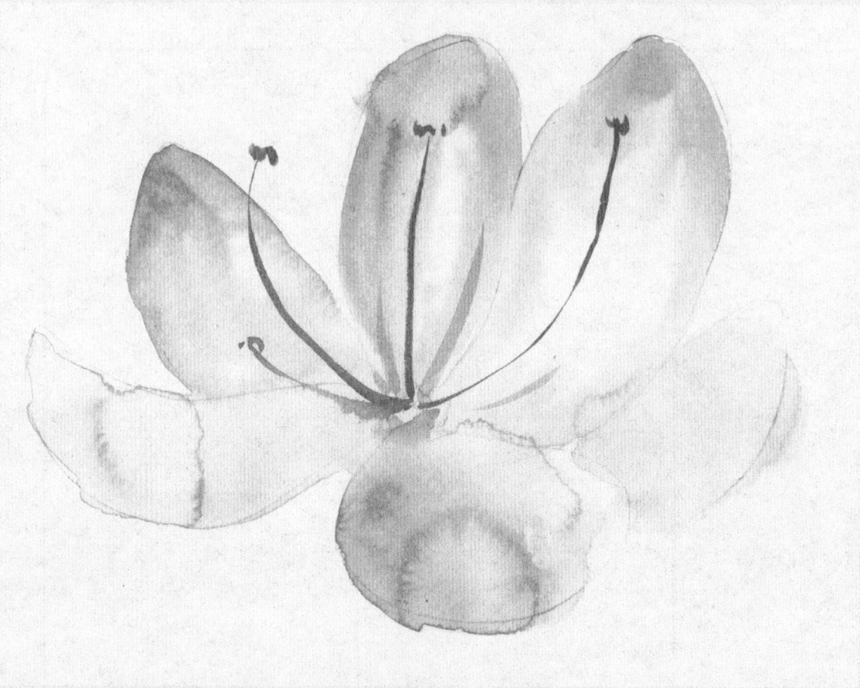

• 藏红花茶：取5—8根花丝，倒入沸水冲泡代茶饮。此法可预防和辅助治疗月经不调、血亏体虚、周身疼痛。

十六	十七	十八

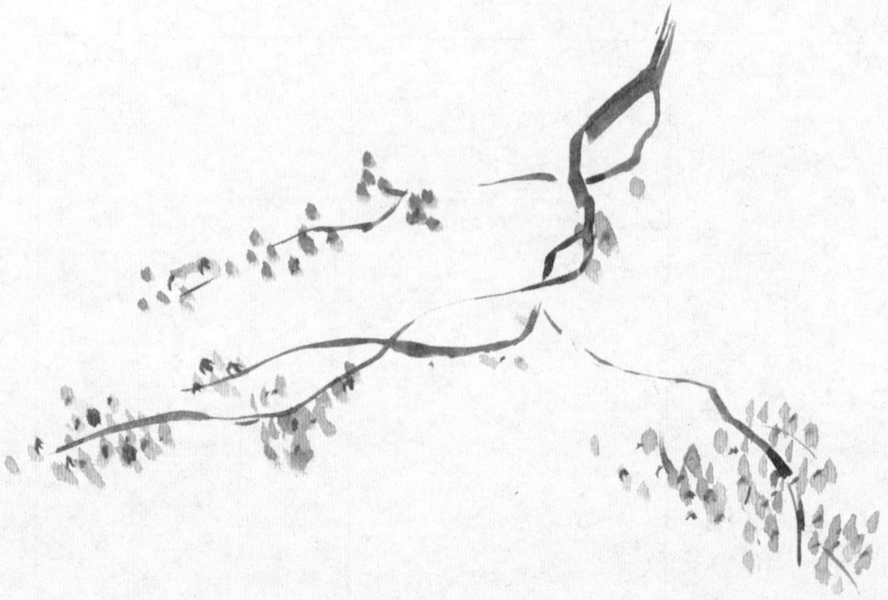

• 腊梅花茶：取腊梅花七至八朵，倒入沸水冲泡代茶饮。此法可辅助治疗头痛、咽喉肿痛、口臭等。

十九	二十	二十一

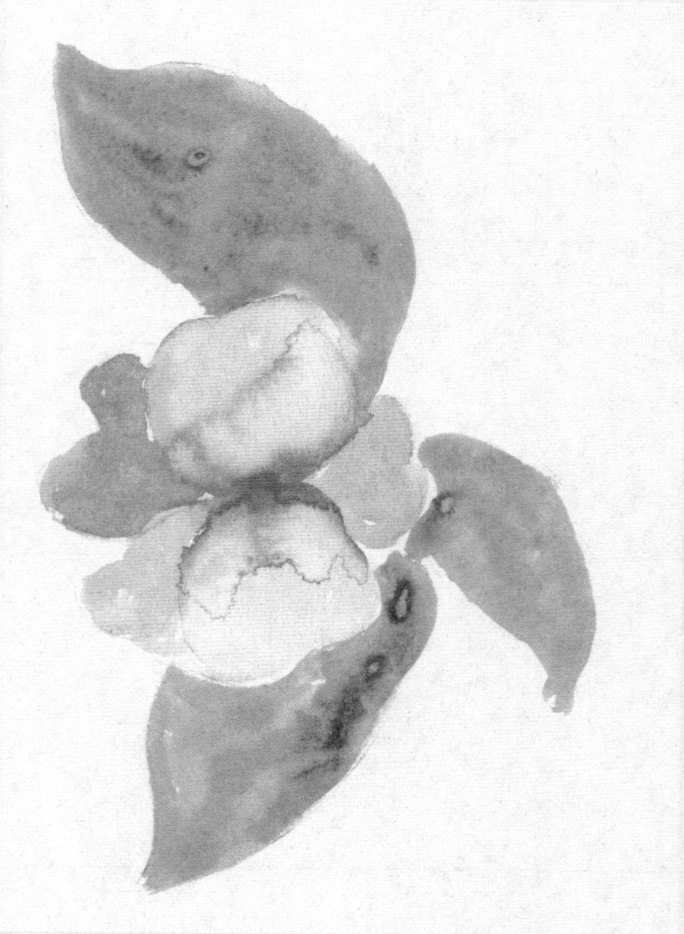

• 凤仙花酒：取凤仙花 300 克，用清水洗净，泡在 500 毫升白酒中，3 日后服用，每次 10—15 毫升，一日两次。此法可祛风湿、活血。

二十二	二十三	二十四

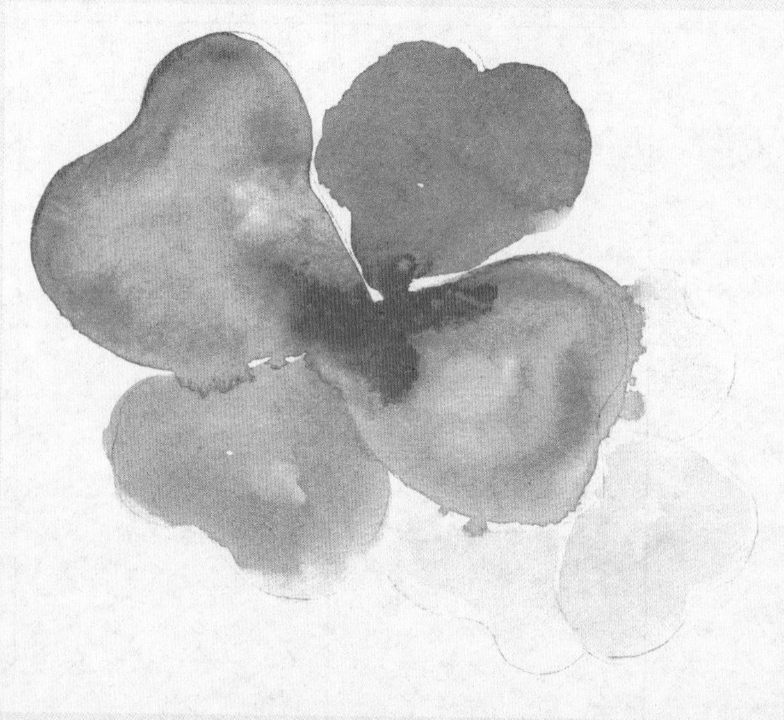

•凤仙花散：取凤仙花100克，洗净阴干，研末，用温酒送服，每次10克，一日两次。此法可散瘀活血、祛除风湿。

二十五	二十六	二十七

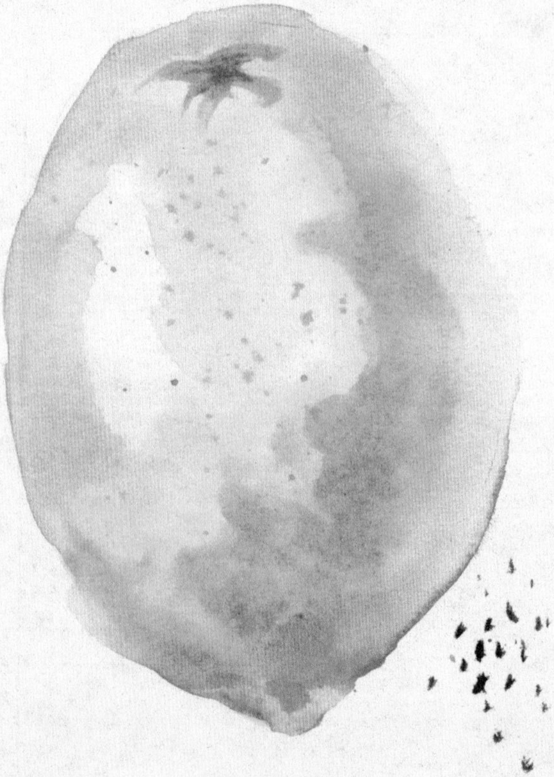

·兰香子柠檬茶：将柠檬切片放在容器里，以盖过其分量的白糖掩盖，一天左右就能看见白糖化成糖浆状。把适量兰香子用温水冲泡，不要放太多兰香子。待兰香子泡开后加进柠檬酱和冰块即可。此法在热控减肥、预防高血糖、高血脂领域颇有口碑，无防腐剂，可以长期使用。

二十八